Natalia Cichos-Terrero

Wand PILATES

[Definierte Muskeln, starker Rücken, bessere Haltung

Fit und schlank in 8 Minuten: einfache Workouts für zu Hause]

Inhalt

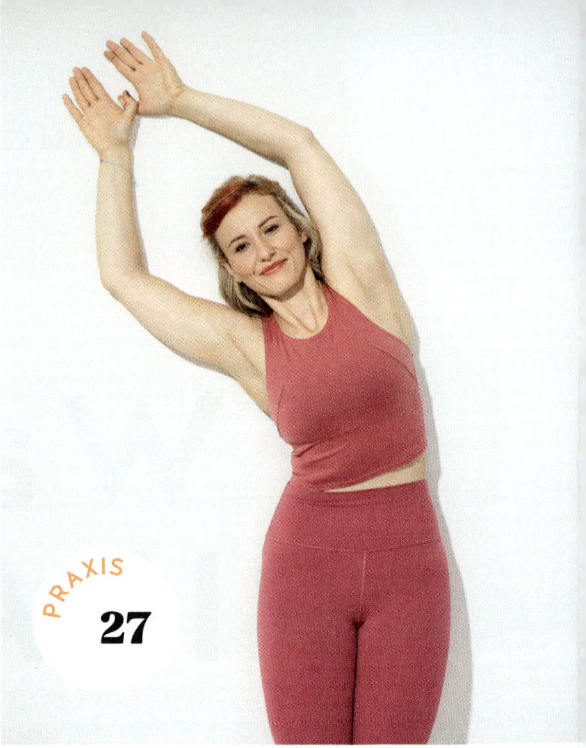

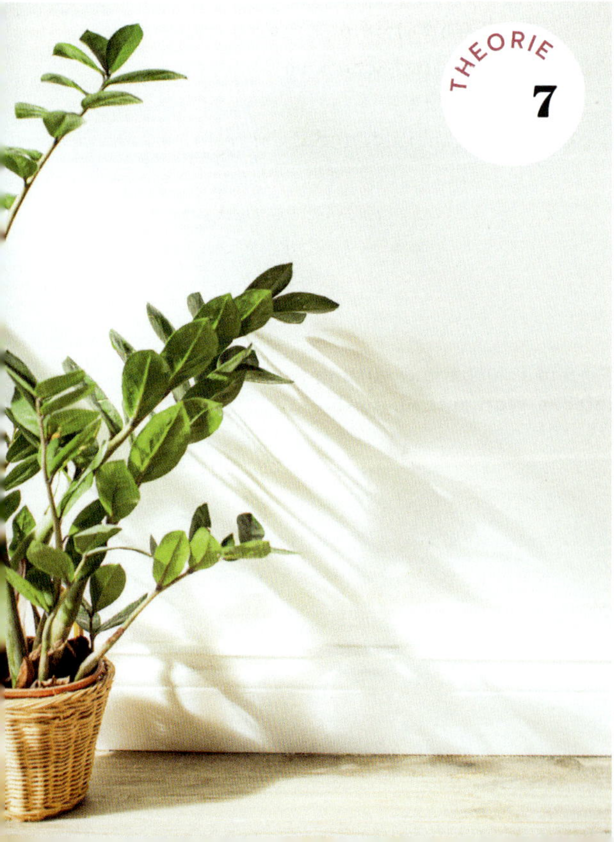

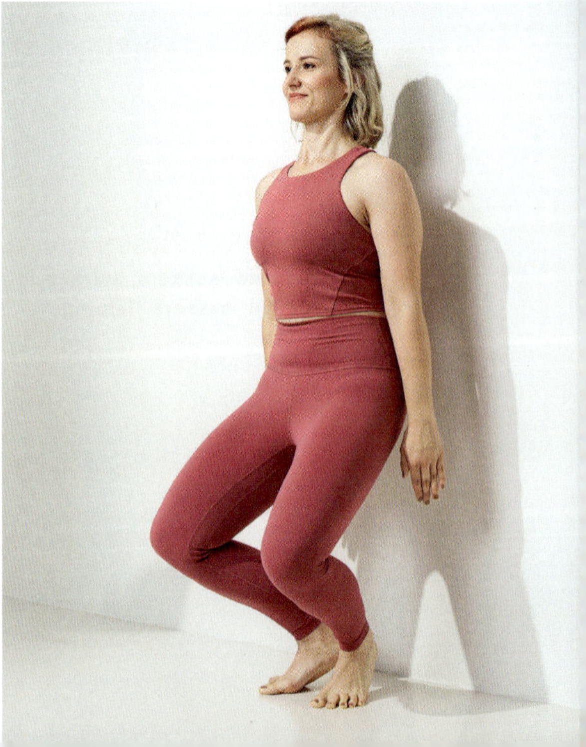

Theorie

Praxis

Service

»Pilates macht dich stark. Körperlich und mental.
Und das in jedem Alter.«

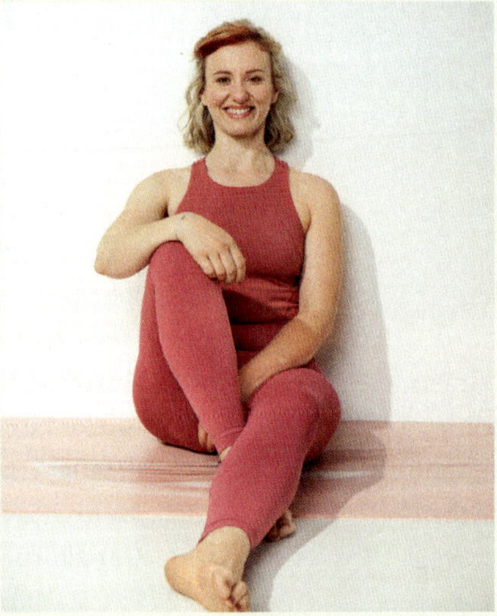

NATALIA CICHOS-TERRERO
ist Pilates-Trainerin aus Leidenschaft und Überzeugung. Wegen eines Sportunfalls begann sie mit Pilates, seitdem lassen das ganzheitliche Training und die Philosophie, die dahintersteckt, sie nicht mehr los: Aus einem Zufall wurde Passion, aus Passion wurde Berufung. Sie unterrichtet nach der Pilates-Original-Methode in ihrem Studio »pilatesphilosophie« in Bad Herrenalb sowie online. Zudem ist sie für verschiedene Medien als Expertin tätig und durch ihre TV-Auftritte bekannt.

Pilates hat mein Leben verändert. Ich fühle mich so wohl in meiner Haut und bin so stark – körperlich und mental – wie nie zuvor. Das möchte ich an dich weitergeben.

Ich habe ein Trainingsprogramm für dich zusammengestellt, das absolut alltagstauglich ist. Ohne Schnickschnack und fernab vom Social-Media-Hype, bei dem vieles zwar schön aussieht, aber nicht für jeden oder jede geeignet ist. Du bekommst von mir Pilates pur an der Wand. Du brauchst dafür nicht viel Platz. Eine Wand findest du nämlich immer und überall: ob zu Hause, bei der Arbeit, im Hotelzimmer, auf Reisen ... Du wirst dank der Übungen schnell merken, wie viel aufrechter, stolzer und anmutiger du dich bewegst. Du wirst ein Körperbewusstsein entwickeln, das einzigartig ist.

Pilates ist für mich eine Philosophie, eine Art Meditation in Bewegung. Die Verbindung von Körper und Geist wird dir bei regelmäßiger Praxis helfen, besser auf dich und deine Bedürfnisse zu hören, aufmerksamer durchs Leben zu gehen und im Hier und Jetzt zu sein. Gleichzeitig werden dich die Übungen auf höchstem Niveau fordern und fördern. Denn Pilates ist anstrengend, ja. Und derart effektiv, dass du Muskeln spüren wirst, von denen du nicht wusstest, dass du sie hast.

Alles, was du für die Übungen brauchst, ist eine Wand und dein einzigartiges ICH.

Ich wünsche dir viel Erfolg und Freude mit diesem Buch!

Natalia

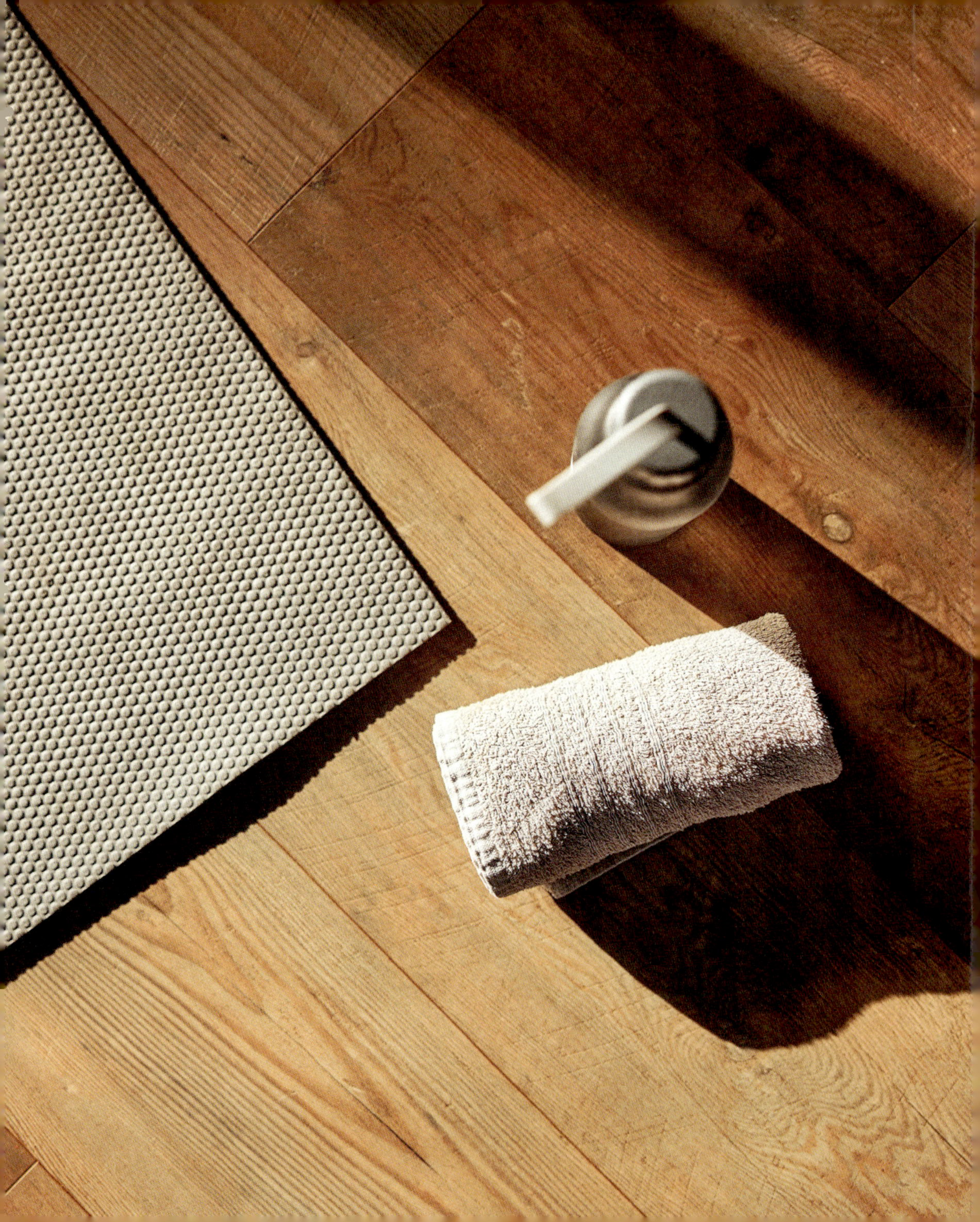

Pilates – Key Facts

Überall wird inzwischen Pilates angeboten. Aber rund um die Trainingsmethode gibt es viele Missverständnisse, die so manchen davon abhalten, Pilates auszuprobieren. Diese möchte ich hier ausräumen.

Was ist Pilates (nicht)?

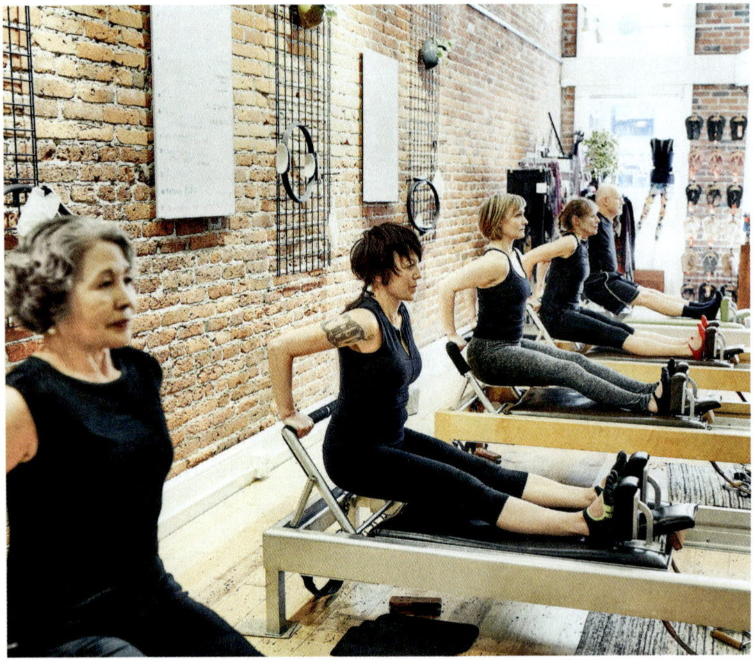

Pilates ist eine kraftbasierte, ganzheitliche Trainingsmethode – ein Ganzkörpertraining, das dir helfen soll, die Dysbalancen in deinem Körper auszugleichen. Leider gibt es häufig Vorurteile gegenüber Pilates, sodass viele gar nicht wissen, was Pilates ist und was nicht. Das will dieses Buch ändern.

Viel mehr als Sport

Viele denken, Pilates wäre ein sanftes Dehnungsprogramm, bei dem man tief entspannen kann. Doch Pilates ist nicht einfach Gymnastik. Und es ist auch keine Physiotherapie. Es hat nichts mit einem Bauch-Beine-Po-Kurs zu tun, und es ist schon gar nicht wie Yoga (auch wenn sich die beiden Trainingsmethoden sehr gut ergänzen). Von außen betrachtet sehen Pilates-Übungen kinderleicht, ziemlich unspektakulär und wenig aufregend aus. Erst wenn du es ausprobierst, wirst du feststellen, dass das Ganze gar nicht so sanft ist. Es ist gelenkschonend, ja. Es ist für Menschen jeden Alters und jeder Konstitution geeignet, ja. Aber sanft ist es ganz und gar nicht, wenn du es richtig machst.

TRAINING DER TIEFENMUSKULATUR

Das Training steuert selbst die kleinsten Muskelpartien an, insbesondere die Tiefenmuskulatur, die unter der Oberflächenmuskulatur sitzt. Sie ist wichtig, damit wir aufrecht, stabil und stark durchs Leben gehen können. Jede Übung im Pilates wird aus einer starken Körpermitte heraus ausgeführt und es wird der ganze Körper beansprucht, von Kopf bis Fuß. Es ist ein absolutes Ganzkörpertraining, selbst wenn bei bestimmten Übungen einzelne Körperregionen fokussiert werden.

TOP FÜR KÖRPER UND GEIST

Pilates ist aber viel mehr als reines Körpertraining. Es ist eine Grundhaltung, die sich immer mehr vertieft und im Alltag manifestiert. Es ist eine ganzheitliche Methode, die Körper und Geist auf höchstem Niveau fordert und fördert. Eine Lebensart, die glücklich macht. Eine Philosophie, die Wahrnehmung und Haltung verändert und dich lehrt, deinen Körper zu erforschen und in Balance zu leben mit dir und der Welt. Doch zugegeben: Diese Veränderungen brauchen Zeit. Das Großartige ist aber, egal wie fortgeschritten du bist, du entdeckst mit Pilates immer wieder Neues in deinem Körper.

PILATES WAR FRÜHER CONTROLOGY

Jede Bewegung ist im Pilates mit der bestmöglichen Präzision verbunden. Ein »fast« gibt es nicht. Erst die richtige Ausführung macht eine Übung zur Pilates-Übung. Kontrolle ist dabei das A und O. Früher hieß die Methode Contrology.

AM ANFANG NUR FÜR MÄNNER

Kurz vor dem Ersten Weltkrieg wanderte Pilates-Erfinder Joseph Pilates nach England aus, wo er später in ein Internierungslager kam. Dort verhalf er den immer kränker werdenden Mithäftlingen mit seinem Training dazu, ihre Beschwerden zu lindern und mehr Beweglichkeit zu erlangen. Das Vorurteil, Pilates wäre nur etwas für Frauen, stimmt daher ganz und gar nicht.

NICHT NUR AUF DER MATTE

Was viele nicht wissen, ist, dass man Pilates nicht nur auf der Matte (oder an der Wand) macht, sondern auch an speziell dafür entwickelten Geräten wie beispielsweise dem »Reformer«, dem »Cadillac« oder dem »Wunda Chair«. Zugegeben, so manches Pilates-Gerät wirkt, wie aus einem mittelalterlichen Folterkeller entliehen. Tatsächlich sind es aber hocheffiziente Geräte, die der Begründer der Methode selbst entwickelt hat.

PILATES IST NICHT GLEICH PILATES

Nicht alles, was Pilates heißt, ist Pilates. Jede Form der Bewegung hat ihre Berechtigung, solange sie darauf abzielt, den Menschen in seiner Gesundheit zu fördern und ihm Freude an der Bewegung zu vermitteln. Aber es ist wichtig zu wissen, dass es Unterschiede gibt und nicht alles, was als Pilates angeboten wird, wirklich im ursprünglichen Sinn Pilates ist. Pilates ist kein geschützter Begriff. Viele Angebote werden dem Anspruch des Begründers leider nicht gerecht und lassen die Anleitung zu Präzision, Kontrolle, Konzentration vermissen.

Die reine Lehre

Zunehmend verschwimmen auch die Grenzen und Pilates wird mit anderen Bewegungsformen wie Yoga oder Ballett vermischt. Deshalb: Auch, wenn du schon mal Pilates gemacht hast, kann es sein, dass die Übungen aus diesem Buch teilweise neu für dich sind. Je nachdem, wo und mit wem du trainiert hast. In diesem Buch bekommst du Pilates pur nach der Original-Methode.

»Pilates ist die komplette Koordination von Körper, Geist und Seele.«

Joseph Pilates

Joseph Pilates – der Namensgeber

Joseph Pilates studierte den menschlichen Körper bis ins Detail und versuchte herauszufinden, was die Essenz von gesunder Bewegung ist.

VITA

1883 in Mönchengladbach geboren, wuchs Joseph Pilates in ärmlichen Verhältnissen auf, war als Kind oft krank und litt unter anderem an Asthma. Pilates interessierte sich fürs Turnen, für Boxen und für Bodybuilding. Nach einem Aufenthalt in England *(siehe Seite 10)* kehrte er 1919 nach Deutschland zurück und lehrte Boxen und Selbstverteidigung. 1926 emigrierte er in die Vereinigten Staaten und eröffnete ein Jahr später in der Nähe des Broadways sein Pilates-Studio.

EIN GENIE

Durch Mundpropaganda erfuhr die amerikanische Tanz- und Schauspielwelt von Joseph Pilates' Studio. Bekannte Persönlichkeiten wie die Tänzerin Ruth St. Denis, Pionierin des Modern Dance, und die Schauspielerin Vivien Leigh (»Vom Winde verweht«) trainierten bei Pilates. Obwohl das Studio gut besucht war, gelang der Pilates-Methode der Durchbruch aber erst nach dem Tod ihres Erfinders. Heute ist man sich jedoch sicher, dass Joseph Pilates ein Genie und seiner Zeit weit voraus war. Pilates hatte ein unglaublich gutes Gespür für den menschlichen Körper. Er fand schnell die Ursachen für Beschwerden, Verletzungen und Schmerzen und half den Tänzerinnen und Schauspielerinnen durch seine Übungen, rasch wieder auf die Bühne zurückzukehren.

In seinem New Yorker Studio trainiert Pilates 1961 mit einem Schüler am sogenannten »Barrel«.

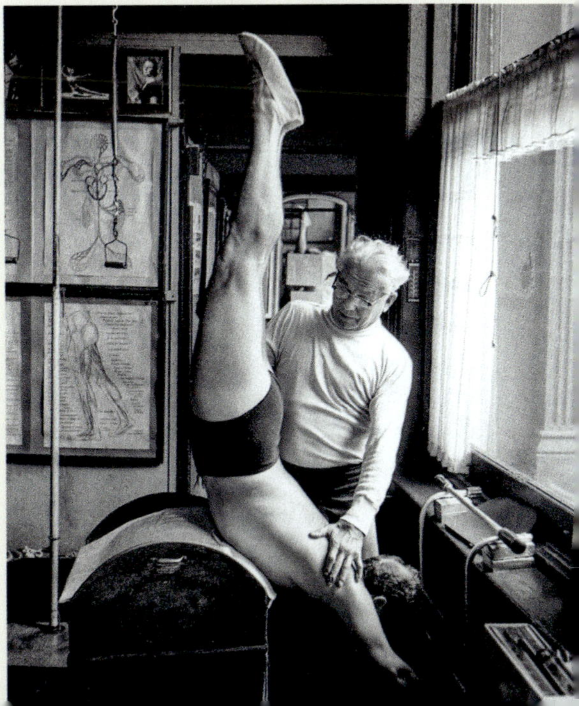

Die 6 Pilates-Prinzipien

Die Grundlage der Pilates-Methode bilden sechs Prinzipien. Je besser diese Prinzipien erlernt und miteinander verknüpft werden, umso größer ist der Nutzen des Trainings für dich, deinen Körper, deine Haltung und deinen Geist.

1 KONTROLLE

Führe jede Übung mit der größtmöglichen Kontrolle durch!

Im Pilates werden alle Übungen und Bewegungen kontrolliert ausgeführt und die Muskeln werden somit effektiv eingesetzt. Während des Trainings kontrolliert man die Bewegungen, den Geist und den Körper.

2 KONZENTRATION

Widme die Aufmerksamkeit ganz der Ausführung einer Bewegung!

Die Aufmerksamkeit richtet sich im Pilates komplett auf die Ausführung einer Übung. So entsteht eine Verbindung zwischen Körper und Geist. Denkt man während des Trainings an etwas anderes, kann man sicher sein, dass etwas falsch läuft. Sei deshalb ganz im Hier und Jetzt und konzentriere dich durchgehend auf dein Training.

3 PRÄZISION

Fast zählt nicht. Sei präzise!

Je besser man die Abfolge, Schritte und Ziele einer Übung kennt, desto präziser kann man trainieren. Jede Übung und Bewegung wird mit der größtmöglichen Präzision ausgeführt. Daher gilt im Pilates: Qualität vor Quantität. Man muss sich nicht mit unzähligen Wiederholungen quälen. Es reichen wenige Wiederholungen einer Übung, dafür aber sauber und präzise absolviert.

4 ZENTRIERUNG

Lass die Bewegungen immer aus deiner starken Mitte fließen!

Die Bewegungen werden zunächst im Geist zentriert. Alle Übungen werden anschließend aus der Körpermitte, dem sogenannten Powerhouse, heraus ausgeführt. Das ist das physische Zentrum im Pilates *(siehe Seite 32 und vordere Innenklappe).* Dazu gehören neben den verschiedenen Bauchmuskeln auch die tiefe Rückenmuskulatur, die Beckenboden- und Gesäßmuskulatur und das Zwerchfell.

5 BEWEGUNGSFLUSS

Übe nicht ruckartig, sondern versuche die Übungen miteinander zu verbinden!

Es geht nicht um die strikte Abfolge von Positionen. Die Bewegungen gehen im Pilates fließend ineinander über und die Übungen werden miteinander verbunden. Der Bewegungsfluss ist wichtig für die intra- und die intermuskuläre Koordination. Das hält die Herzfrequenz auf hohem Niveau und verbessert die Ausdauer.

6 ATMUNG

Atem ist Leben. Versuche im Einklang mit den Bewegungen zu atmen!

Im Pilates überwiegt die Flankenatmung. Das hilft, die tief liegenden Muskeln anzusteuern und zu aktivieren. Darüber hinaus macht diese spezielle Atemtechnik die Übungen effizienter. Würde man in den Bauch ein- und ausatmen, könnte man die Bauchmuskeln nicht aktivieren. Es gibt spezielle Übungen, wie zum Beispiel Hundred *(siehe Seite 98)* oder Spine Stretch Forward *(siehe Seite 110)*, die die Atmung stimulieren. Bei regelmäßiger Praxis kann so die Atemkapazität gesteigert werden.

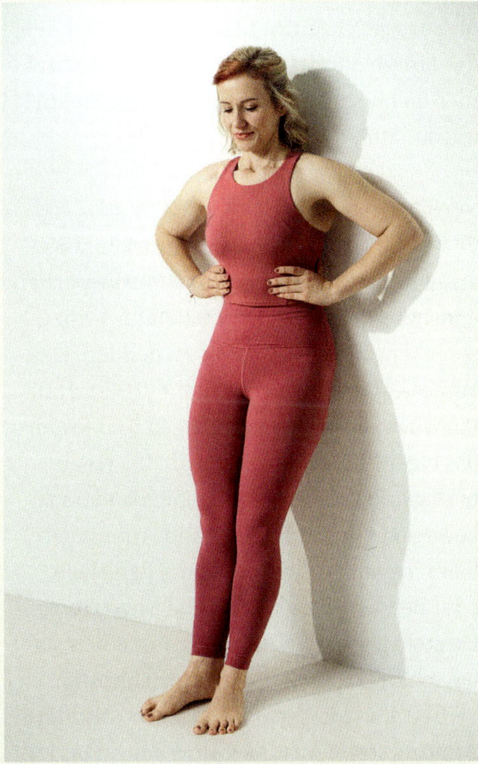

Flankenatmung: Beim Einatmen weitet sich der Brustkorb zur Seite, beim Ausatmen wird er wieder weicher.

Unterschied zu anderen Trainingsarten

Im Pilates geht es um das gleichzeitige Dehnen und Kräftigen der Muskulatur. Das Resultat? Die Muskeln werden zur Arbeit angeregt und jede Übung fühlt sich bei korrekter Ausführung wie eine Ganzkörperübung an. Erst das gleichzeitige Kräftigen und Dehnen der Muskeln führt zu starken und sanft definierten Muskeln und einer stabilen Tiefenmuskulatur.

WAS BRINGT PILATES?

Pilates hilft, durch kontrolliert und präzise ausgeführte Bewegungen alle Muskelpartien – insbesondere die Tiefmuskulatur – anzusprechen, zu kräftigen und zu dehnen. Das verbessert die Haltung, erhöht die Flexibilität, wirkt gegen Verspannungen und fördert das eigene Körperbewusstsein. Bei regelmäßiger Praxis beginnst du dich anders zu bewegen: mit Leichtigkeit und Anmut. Ob beim Joggen, Autofahren, mit High Heels oder bei den einfachsten Alltagshandlungen: Du stehst, gehst, sitzt und bewegst dich stabiler, schärfst deine Körperwahrnehmung, verbesserst Koordination, Körperkontrolle, Atmung sowie Ausdauer und beugst Verletzungen vor. Pilates trainiert aber, wie gesagt, auch deinen Geist. Du hast mehr Energie und fühlst dich ausgeglichener. Deshalb bist du nach einer Pilates-Stunde mental angenehm erfrischt und entspannt. Pilates ist eine perfekte Ergänzung und ein Ausgleich zu anderen Sportarten. Das Gute an der Methode: Die Übungen für jede Altersgruppe können an die individuellen Bedürfnisse angepasst werden: egal, ob du gerade mit dem Training beginnst oder schon fortgeschritten bist. Und ganz wichtig: Du wirst dank Pilates belastbarer und resilienter und gewinnst ein

ORIENTIERUNG AN KATZEN

Joseph Pilates war begeistert von der Art, wie sich Katzen bewegen: stets elegant und anmutig. Er fing an, die Bewegungen zu analysieren und daraus Übungen zu entwickeln, die uns Menschen helfen sollen, unsere Muskeln genauso effizient zu nutzen wie Katzen. Die Tiere brachten ihn auch auf die Verbindung von gleichzeitigem Dehnen und Kräftigen der Muskeln: die Essenz gesunder Bewegung.

neues Lebensgefühl. Dass man mit Pilates auch sein Äußeres aufpeppen kann, ist ein schöner Nebeneffekt. Vor allem wirst du mit Pilates aber stärker: körperlich und mental. Das versuche ich in meinem Unterricht zu vermitteln.

Was kann man falsch machen?

Ein häufiger Fehler liegt darin, dass die Übungen unkontrolliert und ruckartig gemacht werden. Pilates setzt präzise und kontrollierte Bewegungen voraus. Das Training ist anspruchsvoll, auch wenn es auf den ersten Blick nicht so aussieht. Man sollte für ein effektives Training stets die notwendige Kontrolle und Präzision beibehalten. Auch wenn das, vor allem am Anfang, schwer ist.

ZU VIELE WIEDERHOLUNGEN

Viele denken, dass sie sich mit unzähligen Wiederholungen quälen müssten, um den gewünschten Effekt zu erzielen. Das ist im Pilates nicht so. Es ist kein Hochleistungssport. Die Qualität der Bewegungen geht immer vor. Wenn man mit einer Übung noch nicht vertraut ist, sind etwa fünf bis zehn Wiederholungen ratsam. Danach reichen drei bis sechs Wiederholungen aus, wenn die Übung kontrolliert und präzise ausgeführt wird.

UNGEDULD

Körper und Geist brauchen Zeit, um sich an die Pilates-Methode zu gewöhnen. Manche forcieren das Training zu sehr und übertreiben es (am Anfang). Dadurch können sich fehlerhafte Automatismen einschleichen, Muskeln verspannen und die notwendige Präzision geht verloren. Sei daher geduldig mit dir. Der Körper lernt schnell. Dennoch braucht es eben etwas Zeit, um sich eine Methode wie Pilates anzueignen.

DEN ATEM ANHALTEN

Die Atmung spielt eine zentrale Rolle beim Pilates. Wichtig beim Training ist es zunächst, und das sage ich am Anfang meiner Stunden sehr oft, überhaupt zu atmen. Denn oft vergisst man das Atmen oder hält den Atem unnötigerweise an und verbraucht so wertvolle Energie.
Ziel ist es, die Atmung mit der Übung in Einklang zu bringen. Das zu schaffen, ist dann die hohe Kunst. Mehr zur richtigen Pilates-Atmung findest du auf *Seite 13 und auf der vorderen Innenklappe.*

»Das ganze Land, ja, die ganze Welt sollte meine Übungen machen. Die Menschen wären glücklicher.«

Joseph Pilates

FAQ

Nachgefragt

Du weißt nun schon einiges über Pilates. Vielleicht hast du aber trotzdem noch Zweifel, ob das Training speziell für dich das Richtige ist. Einige der häufigsten Fragen, die auch in meinem Studio immer wieder gestellt werden, beantworte ich dir hier in aller Kürze.

MUSS ICH FIT SEIN, UM PILATES ZU MACHEN?

Absolut nicht. Fit und beweglich wirst du dank Pilates. Pilates als Methode wird dich da abholen, wo du stehst. Wenn du sehr unbeweglich und unsportlich bist, hilft dir Pilates, flexibler, fitter und beweglicher zu werden. Wenn du schon sehr beweglich bist, hilft dir Pilates, stärker und kräftiger zu werden. Die positiven Effekte wirst du schnell merken.

»Ich höre von meinen Kundinnen oft schon nach der ersten Stunde, dass sie sich leichter und straffer fühlen.«

KANN ICH MIT PILATES ABNEHMEN?

Pilates dient nicht primär dazu, abzunehmen. Ein regelmäßiges Training hilft aber, schlanke und sanft definierte Muskeln zu entwickeln und den Körper zu formen. Pilates hilft auch, aufrechter und anmutiger zu stehen, zu sitzen und sich zu bewegen. Wenn sich die Körperhaltung verbessert, kann man allein dadurch schon schlanker aussehen.

Je nach Tempo und Intensität trägt das Training auch dazu bei, den Stoffwechsel anzukurbeln, sodass auch nach dem Üben die Fettverbrennung weiterhin aktiv ist. Das kann beim Abnehmen und/oder Gewicht halten hilfreich sein. Natürlich ist es für einen langfristigen Effekt wichtig, das Training mit einer ausgewogenen Ernährung zu verbinden.

IST PILATES EIN BAUCH-MUSKELTRAINING?

Pilates kann dein Bauchmuskeltraining ersetzen, aber es ist kein Bauchmuskeltraining im klassischen Sinn. Pilates ist ein absolutes Ganzkörpertraining. Aber: Im Pilates kommt jede Bewegung aus der Körpermitte. Dazu gehören nicht nur die Bauchmuskeln, sondern alle Muskelpartien um deinen Rumpf herum, die deine Wirbelsäule stabilisieren (mehr dazu unter How to Powerhouse auf *Seite 32*).

KANN ICH PILATES MACHEN, WENN ICH SCHWANGER BIN?

Du kannst in der Schwangerschaft trainieren, wenn du Pilates auch schon vor der Schwangerschaft gemacht hast. Denn dann bist du geübt und weißt, wie du zum Beispiel dein Powerhouse aktivierst und alle Übungen aus einer starken Mitte ausführst. Hast du noch nie Pilates gemacht, solltest du damit bis nach der Schwangerschaft warten. Wandpilates ist für Schwangere ideal, da es ihnen leichter fällt, Übungen im Stehen auszuführen, vor allem, wenn sie das Feedback einer Wand haben, an die sie sich anlehnen können. Und: Sie können viele Übungen an der Wand machen, die auf der Matte wegen des Bauchumfangs nicht mehr möglich sind (zum Beispiel Push-ups).

HILFT MIR PILATES BEI RÜCKENBESCHWERDEN?

Pilates kann dir sehr gut helfen, deine chronischen Beschwerden zu lindern und neuen Beschwerden vorzubeugen. Je nach Art der Beschwerden und einer womöglich sogar festgestellten Erkrankung deines Bewegungsapparates solltest du am Anfang möglichst unter professioneller Anleitung trainieren, damit dir bei manchen Übungen modifizierte Varianten, die besser für dich sind, gezeigt werden können.

WIE LANGE UND WIE OFT SOLLTE ICH TRAINIEREN?

Viel wichtiger als die Länge des Trainings ist die Regelmäßigkeit. Es ist besser und effektiver, wenn du in kürzeren Intervallen, zum Beispiel 15–20 Minuten alle zwei, drei Tage, trainierst, als einmal in der Woche 1 Stunde oder mehr auf einmal. Wenn du häufiger trainierst, und seien es nur die 8 Minuten aus den Programmen für dieses Buch, wirst du viel schneller merken, wie sich dein Körperbewusstsein, deine Haltung, deine Kraft und vieles mehr positiv verändern. Natürlich wäre es toll, wenn du das jeden Tag machen könntest. Aber auch wenn du nur drei- bis viermal in der Woche regelmäßig trainieren kannst, ist das völlig ausreichend.

WANN SOLLTE ICH NICHT TRAINIEREN?

Wenn du sehr starke und akute Schmerzen hast, solltest du nicht trainieren und die Beschwerden generell durch einen Facharzt abklären lassen. Wenn du schwanger bist, aber davor noch nie Pilates gemacht hast, solltest du ebenfalls mit dem Training warten.
Und allgemein gesagt: Wenn du dich nicht gut und nicht fit fühlst, solltest du warten, bis es dir wieder besser geht, bevor du mit dem Training beginnst.

»Dank seiner guten Anatomiekenntnisse wusste Pilates genau, was der Körper braucht, um gesund, fit und stark zu werden.«

BARFUSS ODER IN SOCKEN?

Das bleibt dir überlassen. Aber ich empfehle dir, so häufig wie möglich barfuß zu trainieren. Beim Pilates solltest du deine Gelenke präzise ausrichten und bewegen können. Das fällt dir barfuß einfach viel leichter. Mit Socken können deine Fußsohlen keinen richtigen Kontakt zum Boden, zur Matte und damit zu dir selbst herstellen. Wenn du aber barfuß trainierst, verbesserst du das Gleichgewicht, die Körperhaltung und die neuromuskulären Verbindungen. Und weil du im Pilates wirklich alles und jeden Muskel trainierst, bekommst du mit der Zeit ein gutes Gespür für deine Füße: Wie du sie beim Gehen richtig aufsetzt, wie du überhaupt geradestehst, welche Schuhe sich wirklich gut anfühlen, und und und.

Wieso an der Wand?

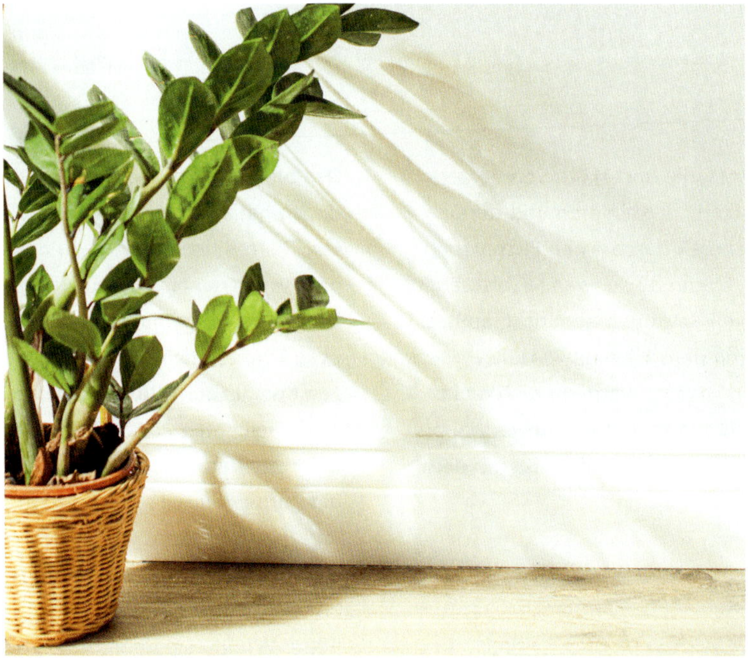

In den sozialen Medien wimmelt es nur so von Übungen, die als Wandpilates bezeichnet werden. Manche sehen schön und akrobatisch aus, eignen sich aber für viele nicht. Und: Sie haben mit Pilates im klassischen Sinn oft wenig zu tun, denn sie lassen Kontrolle und Präzision vermissen.

Benefits von Wandpilates

Auch beim Wandpilates gilt: Nicht alles, was so bezeichnet wird, ist wirklich Pilates. Wandpilates ist, wenn du Übungen, die auf der Matte und einigen der Großgeräte wie »Reformer« oder »Wunda Chair« gemacht werden, an und mithilfe der Wand machst. Es geht nicht darum, jede beliebige Übung an die Wand zu bringen und sie mit dem Namen »Pilates« zu versehen.

TRAINING OHNE AUFWAND

Dieses Buch soll dir zeigen, dass du mit Pilates an der Wand ein absolut alltagstaugliches Training hast, das du jederzeit und überall umsetzen kannst, um dir und deinem Körper etwas Gutes zu tun. Nicht jeder hat Zugang zu einem Pilates-Studio mit Geräten. Nicht immer kann man seine Trainingsmatte dabeihaben, und selbst wenn, fehlt manchmal der Platz, um sie auszurollen. Aber eine Wand findest du überall: zu Hause, im Büro, im Hotelzimmer, am Flughafen ...
Das Training an der Wand eignet sich perfekt für alle, die unterwegs sind und wenig Zeit haben, sich aber trotzdem mit geringem Aufwand fitter, aufrechter, energiegeladener und einfach besser fühlen möchten. Das Training an der Wand eignet sich auch für pilates-erfahrene Schwangere *(siehe Seite 17)*, Menschen mit Gleichgewichtsproblemen oder mit Krankheiten wie Arthritis oder Osteoporose. Bei den letzten beiden Krankheitsbildern ist jedoch vor dem Training unbedingt die Zustimmung des Arztes einzuholen und zunächst mit einem gut ausgebildeten Trainer zu trainieren. Denn gewisse Krankheitsbilder, wie zum Beispiel Osteoporose, benötigen eine individuelle Betrachtung und teilweise Anpassung der Übungen.

TRAININGSHELFER WAND

Die Wand ist aber vor allem auch ein hervorragendes »Trainingsgerät«, das dir gezielt Feedback gibt. Wandpilates hilft dir zu spüren, wie (weit) du dich bewegst. Es hilft dir, die Verbindungen zwischen bestimmten Muskelpartien zu finden, und vor allem hilft es dir, dies zu nutzen, wenn du wieder ohne Wand trainierst. Die Wand kann dich auch dabei unterstützen, deine Wirbelsäule besser auszurichten, mehr Stabilität zu schaffen, das Becken und die Hüfte stabil zu halten oder einfach weniger zu schummeln. Probiere es aus: Übe am besten einmal ohne Wand, dann mithilfe der Wand und wenn du schon geübter bist, noch einmal ohne die Wand. Denn wer beispielsweise schon Pilates auf der Matte macht, wird dank der Wand spüren, welche Asymmetrien und Dysbalancen im Körper vorhanden sind. Bei den klassischen Bauch-Übungen auf der Matte *(siehe Seite 34)* wirst du wahrscheinlich nicht so deutlich merken, wenn sich deine Wirbelsäule auf der Matte hin und her bewegt. Beim Single Leg Circle *(siehe Seite 103)* auf der Matte spürst du nicht so gut, dass sich deine Hüfte beim Anheben des Beins verschiebt. Das alles merkst du an der Wand viel besser. Pilates an der Wand verbessert konkret:

- *Körperwahrnehmung und -haltung*
- *Kraft*
- *Festigkeit der Körpermitte*
- *Koordination*
- *Balance*
- *Stabilität*
- *Flexibilität*
- *Körperkontrolle*
- *Atmung*
- *Muskeltonus*

DU BIST DAS MASS DER DINGE

Das Buch soll dir auch zeigen, dass du dich dank der Pilates-Methode, die so viel mehr als ein reines Sporttraining ist, in deinem Körper, so wie er gerade ist, wohlfühlen kannst. Denn für Pilates musst du nicht erst fit oder schlank oder flexibel oder sonst etwas werden. Vergleiche dich nie mit jemand anderem. Im Pilates vergleichst du dich immer nur mit dir selbst. Damit, wie sich das letzte Training angefühlt hat, ob du gewisse Übungen ausführen oder nicht ausführen konntest. Und selbst hier gilt: Jeder Tag ist anders. Es gibt so viele Faktoren, die eine Rolle spielen: wie du geschlafen hast, was du am Tag zuvor gemacht hast, was du gegessen hast und so weiter. Deshalb gilt: Sei sanft zu dir und wertschätze, was du und dein Körper heute imstande sind zu tun. Betrachte alles andere als Information dafür, was du in deinem Training anpassen kannst oder wovon du mehr brauchst (zum Beispiel mehr Dehnung, mehr Balance). Es ist ein Prozess. Vertraue darauf.

Höre auf deinen Körper

Mein Rat an dich: Höre immer auf deinen Körper und lasse dich nicht von den sozialen Medien beeindrucken. Nicht alle Übungen, die dort gezeigt werden, eignen sich für jeden. Ein und dieselbe Übung kann bei dir und mir, deiner Freundin, deinem Partner oder eben in den sozialen Medien anders aussehen. Das hat mit der jeweiligen Anatomie und Beschaffenheit des Körpers zu tun. Der Aufbau der Gelenke, der Muskelmasse und des Bindegewebes ist von Person zu Person unterschiedlich. Ob du beispielsweise einen Rundrücken hast oder nicht, wird darauf Einfluss haben, wie du mit dem Rücken zur Wand stehen und deinen Kopf halten kannst und wie das ganz konkret bei dir aussehen wird. Wie weit du deine Füße weg von der Wand platzierst, während du mit dem Rücken an der Wand stehst, hängt auch davon ab, wie groß du bist.

Die richtige Ausrichtung an der Wand

Siehe auch QR-Code Seite 34!

Damit die Übungen effektiv sind, musst du dich an der Wand erst einmal richtig ausrichten können, denn jeder Körper ist anders. Wie das geht, erfährst du hier im Detail.

KOPF & HALS

Dein Kopf, genauer gesagt dein Hinterkopf, sollte bei Übungen, bei denen du mit dem Rücken an der Wand stehst, im Idealfall ebenfalls an der Wand sein. Das verlängert deine Halswirbelsäule.

Achte dabei darauf, dein Kinn nicht hochzuziehen. Dein Kinn sollte parallel zum Boden bleiben, beziehungsweise darf es leicht nach unten, Richtung Brustbein zeigen (wie wenn du ein kleines »Ja« nickst). Zwischen Kinn und Brustbein sollte etwa eine Faust passen. Der Hals ist lang. Der Kopf wird als Verlängerung der Wirbelsäule gesehen. Dabei kann es sein, dass du das Gefühl hast, ein Doppelkinn zu machen. Das ist okay, solange du dein Kinn nicht in Richtung Brustbein drückst.

Manche von euch werden ihren Kopf nicht an die Wand bringen können. Zum Beispiel, weil sie einen Rundrücken oder eine extrem nach vorne gerichtete Kopfhaltung haben. Sollte das auf dich zutreffen, kannst du ein Handtuch oder ein kleines Kissen an den Hinterkopf legen, sodass du trotzdem das Gefühl hast, dein Kopf drückt leicht nach hinten gegen die Wand, und du somit deine Halswirbelsäule verlängern kannst.

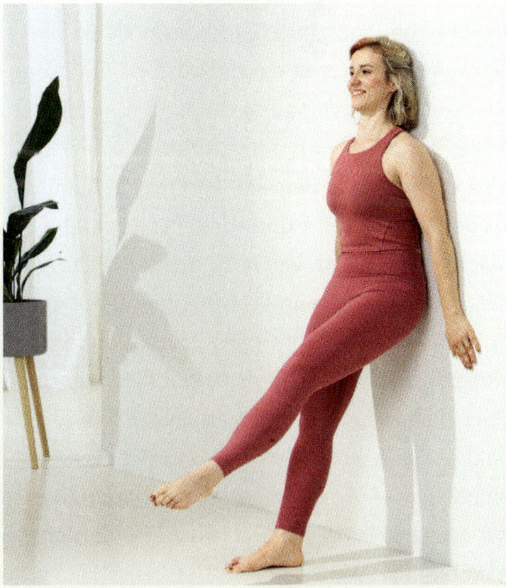

Beim Wandpilates sollst du das Gefühl haben, an der Wand »entlangzuwachsen«.

DIE SCHULTERN

Bei Übungen, bei denen du die Arme und Handflächen am Körper entlang gestreckt gegen die Wand drückst, kann es sein, dass deine Schultern nach vorne kommen. Falls das so ist, strecke die Arme etwas vom Körper weg. Das hilft dir, die Schultern an der Wand zu halten und deinen Brustkorb zu öffnen.

DIE WIRBELSÄULE

Du sollst das Gefühl haben, an der Wand »entlangzuwachsen«. Indem du deinen Bauchnabel nach innen und oben ziehst und deine Rippen, vor allem die unteren, Richtung Wand ziehst, verlängerst du nicht nur deine Taille, sondern auch deine Wirbelsäule. Achte also darauf, dass dein Rücken möglichst flach an der Wand bleibt und du kein Hohlkreuz machst, vor allem, wenn du dazu im Alltag neigst. Wenn du eine sehr ausgeprägte Lordose (natürliche Krümmung in der Lendenwirbelsäule) hast, wird es für dich schwieriger sein, deinen unteren Rücken an der Wand zu halten. Dann wird deine Lendenwirbelsäule einen kleinen Abstand zur Wand haben (dieser Abstand kann von Person zu Person unterschiedlich groß sein).
Wichtig ist: Aktiviere immer deine Bauchmuskeln und das Powerhouse *(siehe vordere Innenklappe und Seite 32)*, um die Wirbelsäule so flach wie möglich an die Wand zu bringen und sie so zu verlängern.

PILATES-V

Ob im Stehen, im Liegen oder Sitzen: Das kleine Pilates-V beschreibt die Stellung der Füße. Die Fersen sind zusammen, die Zehen etwa eine Faustbreite auseinander. Die Beine sind leicht nach außen gedreht, die Fersen werden sanft zusammengedrückt. Das aktiviert die Gesäßmuskulatur und die innere Oberschenkelmuskulatur. Fühlt es sich nicht gut an (zum Beispiel, weil die Anatomie deiner Beine das nicht zulässt), dann nutze einen kleinen, weichen Ball, den du zwischen den Fersen platzierst und zusammendrückst. Deine Knie und Oberschenkelinnenseiten sollten sich dann berühren und du solltest spüren, dass die Gesäßmuskeln und die innere Oberschenkelmuskulatur arbeiten.

DIE FÜSSE

Stelle dich mit den Füßen parallel oder im sogenannten Pilates-V *(siehe Kasten)* so weit von der Wand weg, dass du deine gesamte Wirbelsäule an die Wand bringen kannst. Je nachdem, wie groß du bist, werden es etwa ein bis zwei Fußlängen sein. Achte darauf, dass du deine Knie nie ganz durchstreckst. Sie sollen soft sein und dürfen minimal gebeugt werden, vor allem, wenn du dazu neigst, deine Knie durchzustrecken. Beuge die Knie aber nur so weit, wie du deine Oberschenkelinnenseiten anspannen und aktiv halten kannst. Wenn dir das im Pilates-V Schwierigkeiten bereitet, dann klemme einen kleinen, weichen Ball zwischen die Fersen. So kannst du deine Beininnenseiten trotzdem aktiv halten.

DAS BECKEN

Wenn du mit dem Rücken an der Wand stehst und versuchst, deine gesamte Wirbelsäule an die Wand zu bringen, werden deine Hüftknochen wahrscheinlich etwas tiefer liegen als das Schambein. Die Lendenwirbelsäule verlängert sich dadurch etwas zur Wand, presst sich aber nicht in diese hinein. Achte darauf, das Becken nicht übermäßig zu kippen, wenn du mit dem Rücken an der Wand stehst. Dein Steißbein zieht gefühlt immer nach unten. Drücke die Rückseite des Beckens leicht an die Wand. Bei Übungen, bei denen du vor der Wand stehst, an der Wand sitzt oder liegst, solltest du idealerweise eine neutrale Beckenstellung *(siehe hintere Innenklappe)* halten. In dem Fall sind die Hüftknochen in einer Linie mit dem Schambein.

AUFBAU DES BECKENS

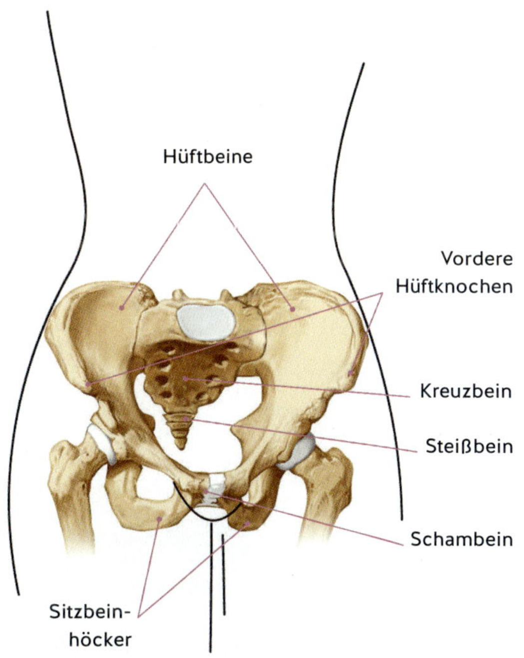

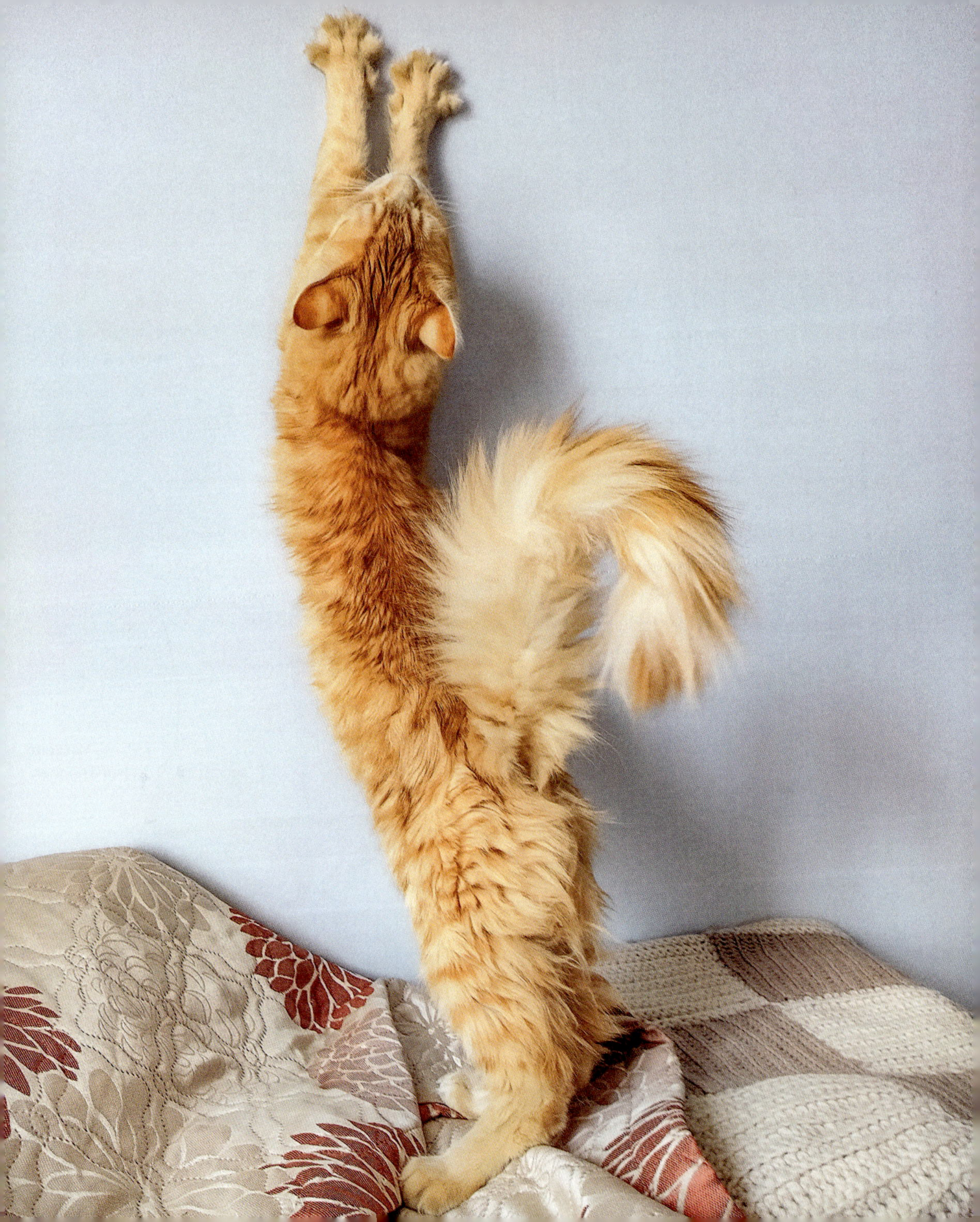

Best Practice

Manchmal klappt das geplante Training zeitlich nicht oder die Lust aufs Training ist generell gering. Dann ist der Frust oft groß. Mit meinen 8-Minuten-Programmen oder dem etwas längeren Ganzkörperworkout ist das jedoch anders: In kurzer Zeit gibst du deinem Körper und Geist bewegungstechnisch alles, was sie brauchen, um stark und fit zu sein.

WARM-UP BIS COOL-DOWN
Seite 28

Warm-up bis Cool-down

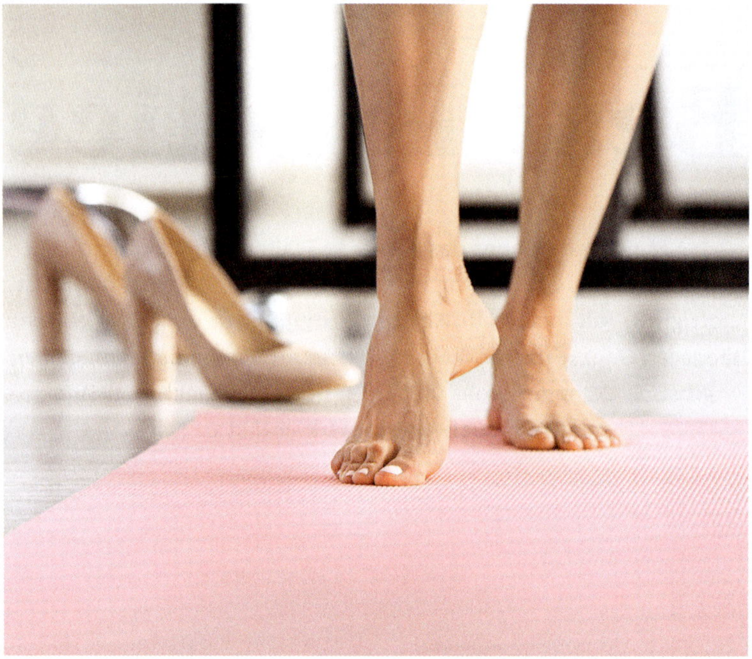

Nachdem du dich gut in den Theorieteil eingelesen hast, geht es nun an die Praxis. Lies dir die Beschreibungen der Übungen zunächst gut durch und nutze auch die Tipps, die ich für dich zusammengestellt habe. Mit der Zeit wirst du die Bewegungsabläufe dann verinnerlichen.

Die Übungen in diesem Buch

Viele der Übungen sind möglicherweise neu für dich. Ärgere dich deshalb nicht, wenn du am Anfang immer wieder etwas nachlesen oder nachschauen musst. Ich habe neben einem kleinen Warm-up zu Beginn und einem Cool-down zum Abschluss fünf verschiedene Workouts für dich zusammengestellt:

- *Aufrechte Haltung / fitter Rücken*
- *Nacken und Schultern*
- *Straffe Arme*
- *Stabilität und Balance*
- *Ganzkörperworkout: Die klassischen Mattenübungen an der Wand*

Du kannst immer das Workout wählen, auf das du Lust hast und von dem du glaubst, dass du es gerade brauchst.

8 MINUTEN FOKUSSIERT

Auch wenn die Workouts thematisch in unterschiedliche Kategorien eingeordnet sind, bei denen bestimmte Körperregionen fokussiert werden, bleibt Pilates immer ein Ganzkörpertraining. Daher kannst du dir sicher sein, egal, welches Programm du wählst: Du trainierst bei richtiger Ausführung deinen ganzen Körper und deinen Geist. Hast du nicht allzu viel Zeit, empfehle ich dir die ersten vier Workouts (Aufrechte Haltung / fitter Rücken *ab Seite 44*, Nacken und Schultern *ab Seite 58*, Straffe Arme *ab Seite 70*, mehr Stabilität und Balance *ab Seite 86*). Mit maximal 8 Minuten sind sie superkompakt, aber dennoch effektiv.

20 MINUTEN INTENSIV

Wenn du länger und etwas intensiver trainieren möchtest, dann ist das Ganzkörperworkout mit den klassischen Mattenübungen an der Wand mit etwa 20 Minuten Länge das Richtige für dich. Du findest es *ab Seite 98*. Das Warm-up *(ab Seite 30)* und der Cool-down *(Seite 122)* können ebenfalls als separate, kurze Trainingseinheiten genutzt werden. Aber nicht wundern: Die Übungen hier wiederholen sich teilweise. Denn sie sind dafür gedacht, dass du sie vor und nach einem der fünf Workouts nutzt als Vergleich: Damit du spürst, wie viel besser, stärker, flexibler und aufrechter du dich nach den jeweiligen Trainings fühlst und bewegst.

Die Übungen sind anspruchsvoll und dürfen dich fordern. Die Muskeln können während des Trainings auch mal zittern und ziehen. Wenn sich eine Übung aber definitiv nicht gut anfühlt, dann lass sie weg und wähle eine andere. Ich wünsche dir viel Spaß mit den Übungen. Und selbst, wenn du einmal nur 5 Minuten aufbringen kannst, weil es gerade nicht anders geht, kannst du stolz auf dich sein. Denn du hast trotzdem 100 Prozent gegeben. Ist das nicht fantastisch?

Warm-up

Die folgenden Übungen helfen dir, die Aufmerksamkeit in deinen Körper zu lenken, dich geistig zu zentrieren und dich auf das Training einzustimmen. Wiederhole die Übungen drei bis fünf (Balance, Standing Roll-up und Arm Slides) am besten auch nach dem Training. So spürst du, wie viel aufrechter, flexibler, anmutiger und stärker du dich dank des Trainings bewegst.

BREATHING

1 Stell dich mit dem Rücken zur Wand. Füße sind im Pilates-V *(siehe Seite 24)*, etwa ein bis zwei Fußlängen von der Wand entfernt. Knie sind soft. Der Hals ist lang. Arme sind am Körper entlang gestreckt. Schultern und Nacken bleiben entspannt. Pilates-Box *(siehe vordere Innenklappe)* wird gehalten.

2 Atme durch die Nase in den seitlichen und hinteren Brustkorb ein und spüre, wie sich der Brustkorb entlang der Wand zur Seite weitet. Bauchdecke bleibt flach.

3 Atme dann durch den leicht geöffneten Mund aus und spüre, wie deine Rippen wieder weich werden und der Bauch noch flacher wird.

→ *Wiederhole die Übung so oft, wie es dir guttut, mindestens 4- bis 6-mal.*

Wirkung

+ Das richtige Atmen hilft, das Powerhouse, deine Körpermitte, richtig anzusteuern und zu aktivieren.
+ Richtig zu atmen, hilft dir auch, deine Wirbelsäule aufzurichten, und sorgt für eine bessere Haltung während des Trainings.

Tipp

Stell dir beim Einatmen vor, deine Lungen wären Luftballons, die du aufbläst. Stell dir beim Ausatmen vor, sie wären ein Handtuch, dass du auswringst. Wichtig ist, den Mund beim Ausatmen nicht zu spitzen.

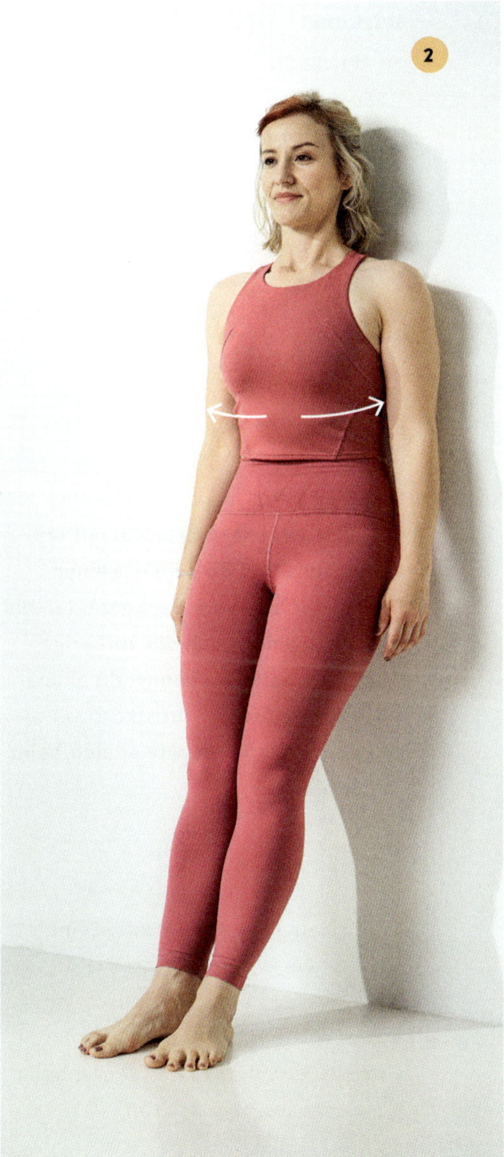

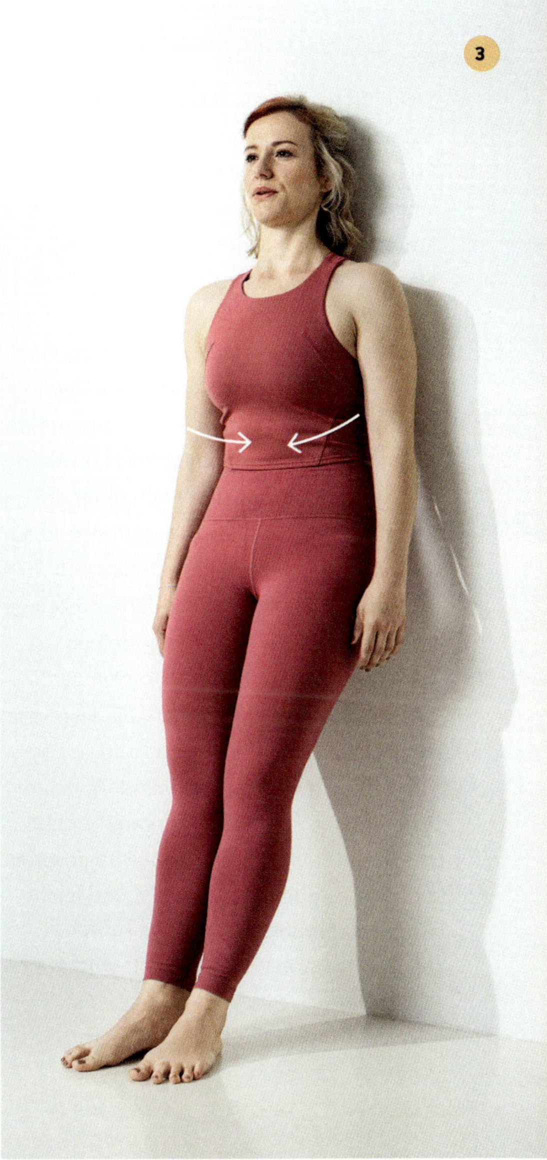

HOW TO POWERHOUSE

1. Stelle dich mit dem Rücken zur Wand. Füße sind im Pilates-V, etwa ein bis zwei Fußlängen von der Wand entfernt. Knie sind soft. Der Hals ist lang. Hände sind am Brustkorb platziert. Schultern und Nacken bleiben entspannt. Pilates-Box wird gehalten.
2. Atme durch die Nase in den seitlichen und hinteren Brustkorb ein und durch den leicht geöffneten Mund wieder aus. Beim Ausatmen ziehst du die Rippen zueinander wie kleine Magnete und nach unten in Richtung Hüftknochen, als würdest du ein kleines V zeichnen.
3. Aktiviere deinen Beckenboden und bringe mit der nächsten Ausatmung deinen Bauchnabel in Richtung Wirbelsäule: Sauge ihn nach innen und oben, als wäre dort ein kleiner Fahrstuhl. Deine Hüftknochen werden dabei gefühlt zueinandergezogen, dein unterer Po-Muskel ist ganz leicht angespannt. Deine Oberschenkelinnenseiten sind aktiv, indem du deine Fersen leicht zusammendrückst.

→ *Wiederhole die Übung so oft, wie es dir guttut, mindestens 2- bis 4-mal.*

Wirkung

+ Aktivierung der Tiefenmuskulatur: Das stabilisiert die Wirbelsäule, vor allem die Lendenwirbelsäule, während der Übungen.
+ Unterstützung beim aufrechten Sitzen, Gewinn an Balance und Zentrierung
+ stabile, aufrechte und anmutige Bewegungen

Tipp

Stelle dir beim Ausatmen vor, du schnürst ein imaginäres Korsett um deine Taille und du schließt einen Reißverschluss vom Beckenboden bis zum Brustbein. Auch die vorherige Übung »Breathing« kannst du einmal mit den Händen am Brustkorb versuchen, um zu spüren, wie er sich beim Atmen weitet.

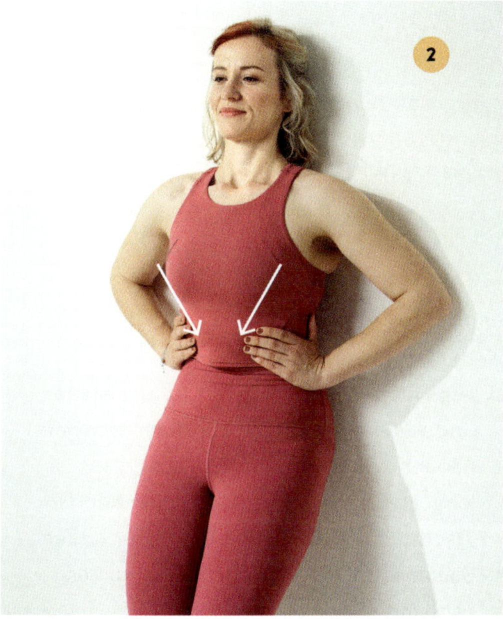

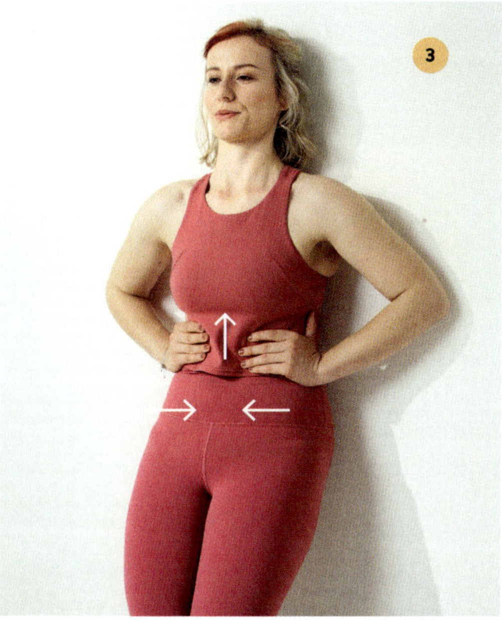

DAS POWERHOUSE

Das Powerhouse kannst du immer und überall trainieren: im Stehen, im Sitzen, an der Supermarktkasse, beim Zähneputzen, an der Bushaltestelle ... *(siehe auch QR-Code Seite 34)*. Lass dich nicht verunsichern, wenn du am Anfang das Gefühl hast, dass du die einzelnen Muskeln nicht ansteuern und die Verbindungen nicht finden kannst. Je geübter du bist, desto besser wird es funktionieren. Dann hilft dir das Powerhouse bei allem, was du im Alltag machst, sogar bei anderen Sportarten.

Bauch-Spezial

Das Powerhouse *(siehe Seite 32 und vordere Innenklappe)* nützt dir nicht nur im Training, sondern auch im Alltag bei allem, was du tust. Du musst es nur aktivieren. So absolvierst du ganz nebenbei ein effektives Training, das dir zu einer besseren Haltung und mehr Stabilität verhilft. Zusätzlich trainierst du deine Bauchmuskeln und kannst dich – als kleinen Nebeneffekt – über eine schlankere Taille freuen.

Im Folgenden stelle ich dir zusätzlich vier Übungen auf der Matte aus dem klassischen Pilates vor, die deine Bauchmuskeln auch abseits der Wand zum Glühen bringen.

Tipp

Weitere Informationen, wie du das Powerhouse findest und aktivierst, sowie zur richtigen Ausrichtung an der Wand bekommst du in diesen Videos:

PRE-PILATES-ÜBUNG

1. Lege dich mit dem Rücken auf die Matte und stelle die Beine geschlossen nebeneinander auf. Powerhouse ist aktiv, Hals ist lang. Hebe abwechselnd ein Bein hoch in Tischstellung und bringe es wieder runter. Sauge dabei deinen Bauchnabel immer nach innen und oben.
2. Hebe anschließend beide Beine ein paar Zentimeter hoch, halte für 2 bis 3 Sekunden und stelle sie wieder ab.
3. Rolle den Kopf und Oberkörper bis zu den Schulterblättern hoch. Bringe beide Beine zusammen in Tischposition. Blick ist nach vorne zu den Knien gerichtet.

Wirkung

+ Diese Pre-Pilates-Übung stabilisiert dein Becken und trainiert die tiefen Bauchmuskeln (Powerhouse).

4 Tippe abwechselnd mit den Zehen des linken und des rechten Fußes auf die Matte und hebe das Bein anschließend wieder hoch.

5 Bringe nun beide Beine zusammen nach unten und wieder hoch. Dein Becken bleibt stabil. Ziehe den Bauchnabel die ganze Zeit nach innen und oben.

6 Lege den Oberkörper wieder ab und gehe zurück in die Ausgangsposition.

→ *Wiederhole die Übung 3- bis 4-mal.*

Tipp

Achte darauf, kein Hohlkreuz zu machen und die Pilates-Box *(siehe vordere Innenklappe)* zu halten. Stütze bei Bedarf mit den Händen den Hinterkopf, wenn du oben bist, und steigere die Übung langsam. Wenn du merkst, dass du ins Hohlkreuz gehst, übe noch mehr, das Powerhouse gezielt anzusteuern. Atme aus, wenn es für dich am anstrengendsten ist (für die meisten wird das der Fall sein, wenn sie die Beine wieder hochheben).

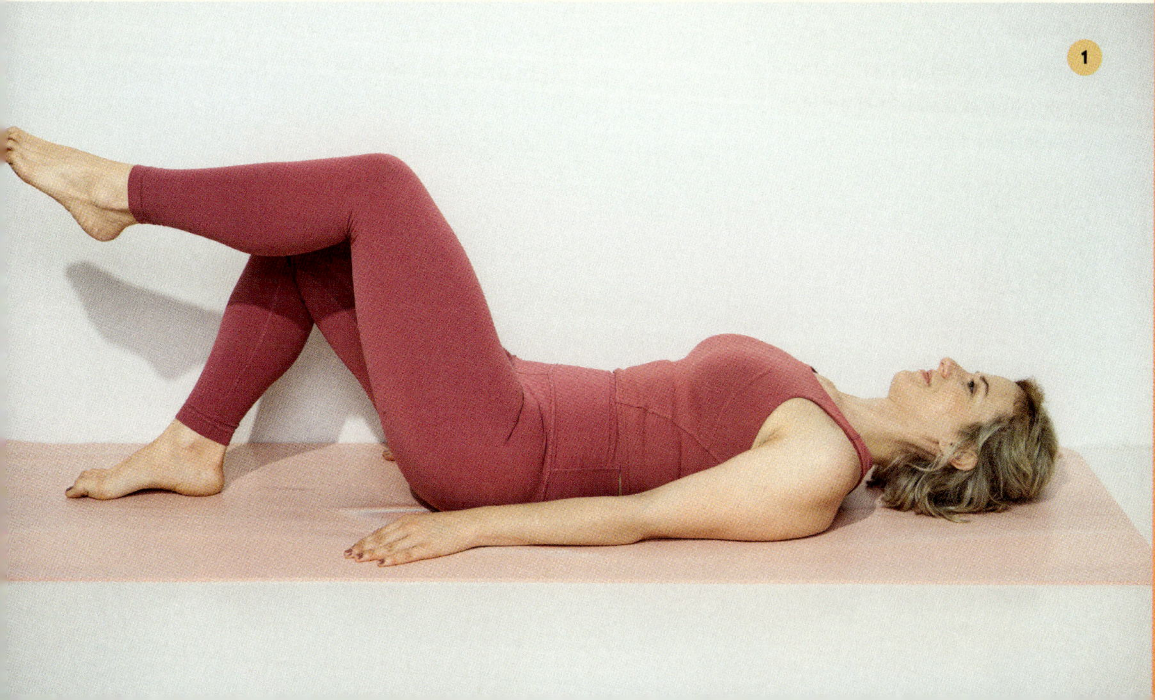

1

SINGLE LEG STRETCH

1 Rückenlage auf der Matte. Ziehe dein rechtes Bein zum Brustkorb, strecke das linke Bein diagonal nach oben. Rechte Hand ist auf dem rechten Fußknöchel, linke am rechten Knie. Ellenbogen sind geöffnet. Rolle Kopf und Oberkörper hoch, Blick zum Knie gerichtet.

2 Mit dem Einatmen rechtes Bein zweimal ranziehen (federn), dann ausatmend die Seite wechseln: linkes Bein ranziehen und rechtes diagonal zur Decke strecken.

→ *Wiederhole die Übung 4- bis 8-mal.*

Tipp

Stell dir vor, dass du mit dem gestreckten Bein etwas wegdrückst und es dadurch verlängerst. Achte dabei darauf, dein Becken und die Pilates-Box stabil zu halten. Ziehe das Bein, das am Brustkorb ist, nicht nur am Knie, sondern auch am Fußknöchel zum Körper ran, damit trainierst du deine Bauchmuskeln noch besser. Ziehe den Bauchnabel die ganze Zeit nach innen und oben. Du kannst die Übung auch mit dem Kopf auf der Matte abgelegt ausführen: vor allem, wenn du Nackenverspannungen hast.

Wirkung

+ Die Übung verbessert deine Koordination und trainiert die tiefen Bauchmuskeln (Powerhouse).

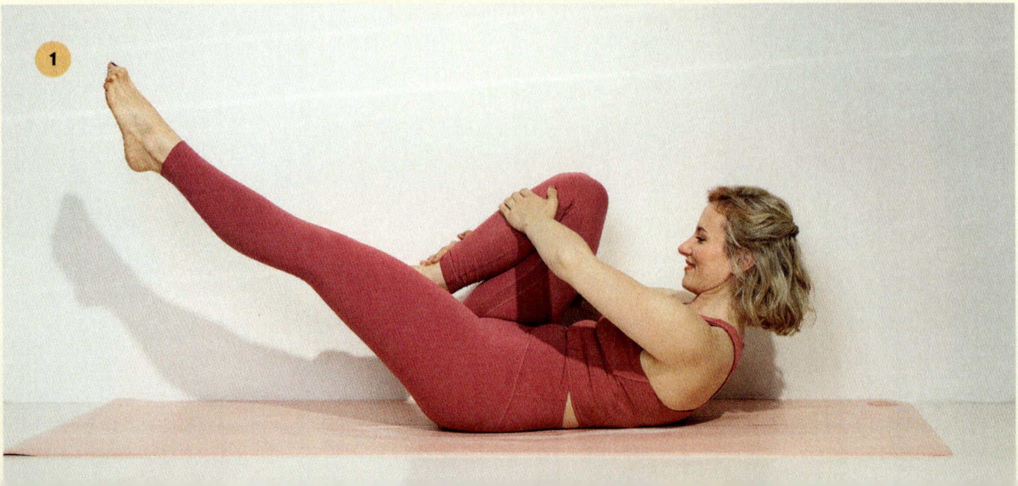

DOUBLE LEG STRETCH

1 Rückenlage auf der Matte. Ziehe beide Beine zum Brustkorb und lege die Hände auf die Fußknöchel. Hebe deinen Kopf hoch, Blick ist nach vorne gerichtet.

2 Strecke einatmend Arme und Beine gleichzeitig diagonal nach oben, Füße sind im Pilates-V *(siehe Seite 24)*. Kreise ausatmend die Arme über die Seite und beuge gleichzeitig die Beine wieder zum Brustkorb, kehre zurück zur Ausgangsposition.

→ *Wiederhole die Übung 4- bis 8-mal.*

Wirkung

+ Du kräftigst deine tiefen Bauchmuskeln und schulst deine Koordination sowie eine bewusste Atmung.

Tipp

Halte die gestreckten Arme möglichst direkt neben/vor die Ohren, nicht tiefer. Drücke die gestreckten Beine zusammen. Alternativ kannst du Arme und Beine senkrecht zur Decke und nicht diagonal ausstrecken. Wenn das zu schwierig sein sollte, kannst du die Beine zunächst auf der Matte aufgestellt lassen und die Arme am Körper entlang gestreckt. Rolle dann den Kopf und Oberkörper hoch und hebe deine Arme allmählich nach oben, bis du merkst, dein Oberkörper senkt sich. Halte diese Position ein paar Sekunden und lege dann Kopf, Oberkörper und Arme wieder ab. Wiederhole das ein paar Male.

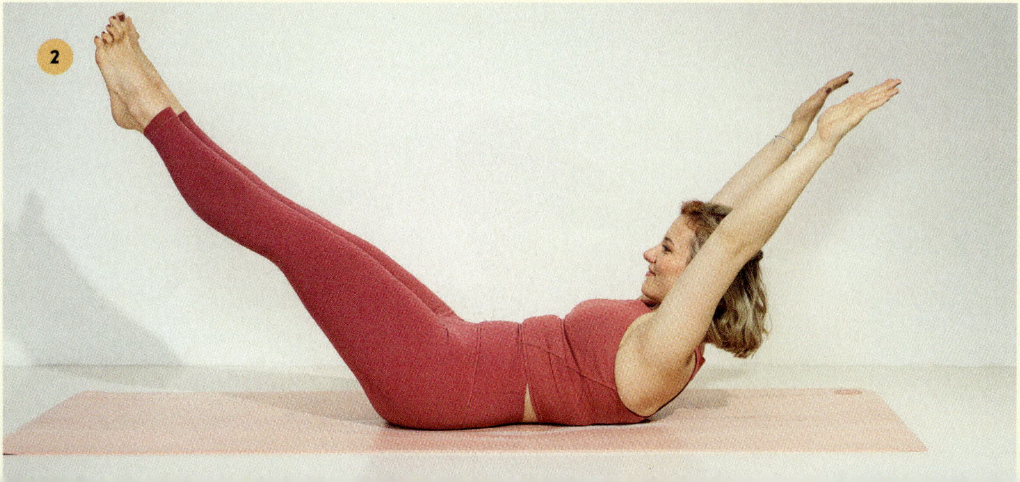

CRISS CROSS

1 Rückenlage auf der Matte. Bring die Beine zum Brustkorb. Rolle Kopf und Oberkörper hoch. Hände liegen übereinander am Hinterkopf, Ellenbogen sind geöffnet.

2 Drehe den Oberkörper ausatmend nach rechts und strecke das linke Bein in die Diagonale. Dein linker Ellenbogen möchte das rechte Knie berühren. Atme ein und komme in die Ausgangsposition zurück, der Oberkörper bleibt oben.

3 Drehe den Oberkörper ausatmend nach links und strecke das rechte Bein in die Diagonale. Dein rechter Ellenbogen will das linke Knie berühren.

→ *Wiederhole die Übung 4- bis 8-mal pro Seite.*

Tipp

Drücke die Hände leicht in den Kopf und den Kopf in die Hände, wenn du mit dem Oberkörper zur Seite gehst. Du ziehst nicht am Kopf, sondern drehst deinen Oberkörper aus der starken Körpermitte und der Brustwirbelsäule heraus. Du kannst zu Beginn die Beine auch auf der Matte aufgestellt lassen und nur mit dem Oberkörper arbeiten. Achte darauf, dass das Becken stabil bleibt.

Wirkung

+ Criss Cross trainiert deine schrägen Bauchmuskeln und dein Powerhouse.
+ Es verlängert deine Taille und verbessert die Atemkapazität.

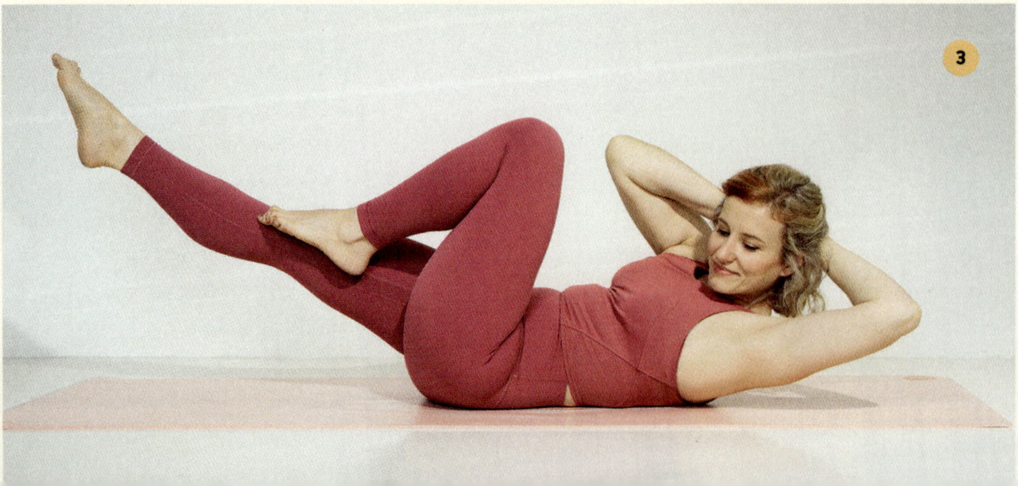

BALANCE

1 Stelle dich mit dem Rücken zur Wand, aber nicht direkt an die Wand. Füße sind im Pilates-V, etwa 2 bis 3 Zentimeter von der Wand entfernt, sodass die Fersen eine Linie mit den Schultern bilden. Nimm die Hände übereinander an den Hinterkopf. Drücke die Hände leicht gegen den Kopf und den Kopf in die Hände. Hier ist weniger mehr, wende also nicht viel Kraft auf.

2 Gehe leicht auf die Zehenspitzen. Drücke die Fersen zusammen. Ziehe die Rippen leicht nach innen und den Bauchnabel nach innen und oben.

3 Halte diese Position 2 bis 3 Sekunden und gehe dann wieder in die Ausgangsstellung zurück. Ziehe, wenn du nach unten gehst, deinen Kopf und Nacken in die Länge Richtung Decke. Deine Hände bewegen sich dabei nicht.

→ *Wiederhole die Übung 3- bis 5-mal.*

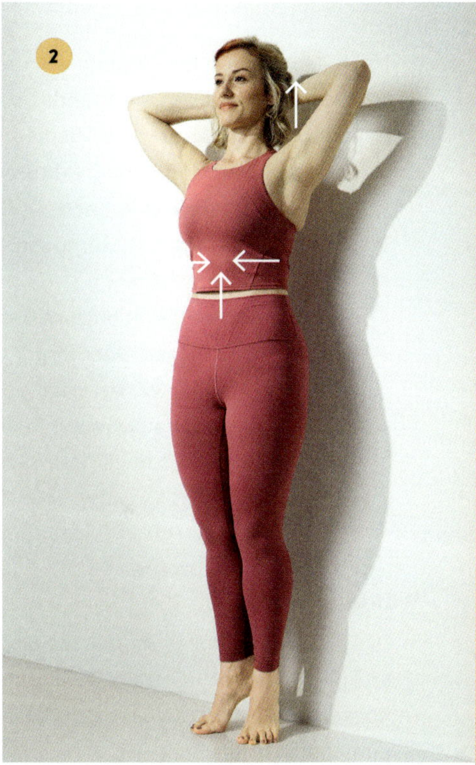

Wirkung

+ Du überprüfst und förderst deine Balance, schulst dein Körperbewusstsein und lenkst deine Gedanken und die volle Konzentration in deinen Körper.

Tipp

Stelle dir auch eine Wand vor dir vor. So gehst du sicher, dass du dich in einer Linie bewegst, nach oben und nach unten. Hände sind immer am Hinterkopf, nie in den Nacken gelegt. Es hilft, bei der Übung einen Punkt im Raum zu fixieren. Das schafft mehr Stabilität.

STANDING ROLL-UP

1. Stelle dich mit dem Rücken zur Wand, aber nicht direkt an die Wand. Du solltest zwischen Po und der Wand etwa eine Faust Abstand haben. Füße sind im Pilates-V. Arme sind hoch zur Decke gestreckt. Nutze das Powerhouse, um die Arme aktiv zu halten.
2. Atme ein. Bringe das Kinn zum Brustbein und rolle deinen Oberkörper ausatmend Wirbel für Wirbel nach unten ab. Atme ein, rolle ausatmend in die Ausgangsposition zurück. Dein Gesäß berührt zu keinem Zeitpunkt die Wand. Du ziehst den Bauchnabel beim Ab- und Aufrollen die ganze Zeit nach innen und oben. Die Hüften bleiben stabil und bewegen sich möglichst nicht nach hinten. Die Knie werden nicht gebeugt. Die Arme sind während der gesamten Übung aktiv und werden bewusst in die Länge gestreckt. Wenn du unten bist, ist dein Hals lang, lasse den Kopf entspannt.

→ *Wiederhole die Übung 3- bis 5-mal.*

Wirkung

+ Das Ab- und Aufrollen mobilisiert und artikuliert deine Wirbelsäule. Deine Rückenmuskeln werden gedehnt, dein Rumpf stabilisiert.
+ Die Übung dehnt darüber hinaus die Oberschenkelrückseiten und stärkt die tiefen Bauchmuskeln (Powerhouse).

Tipp

Halte dein Körpergewicht die ganze Zeit über den Fersen. Drücke die Fersen leicht zusammen und schließe an der Beininnenseite einen imaginären Reißverschluss von den Fersen bis hoch zum Becken.

2

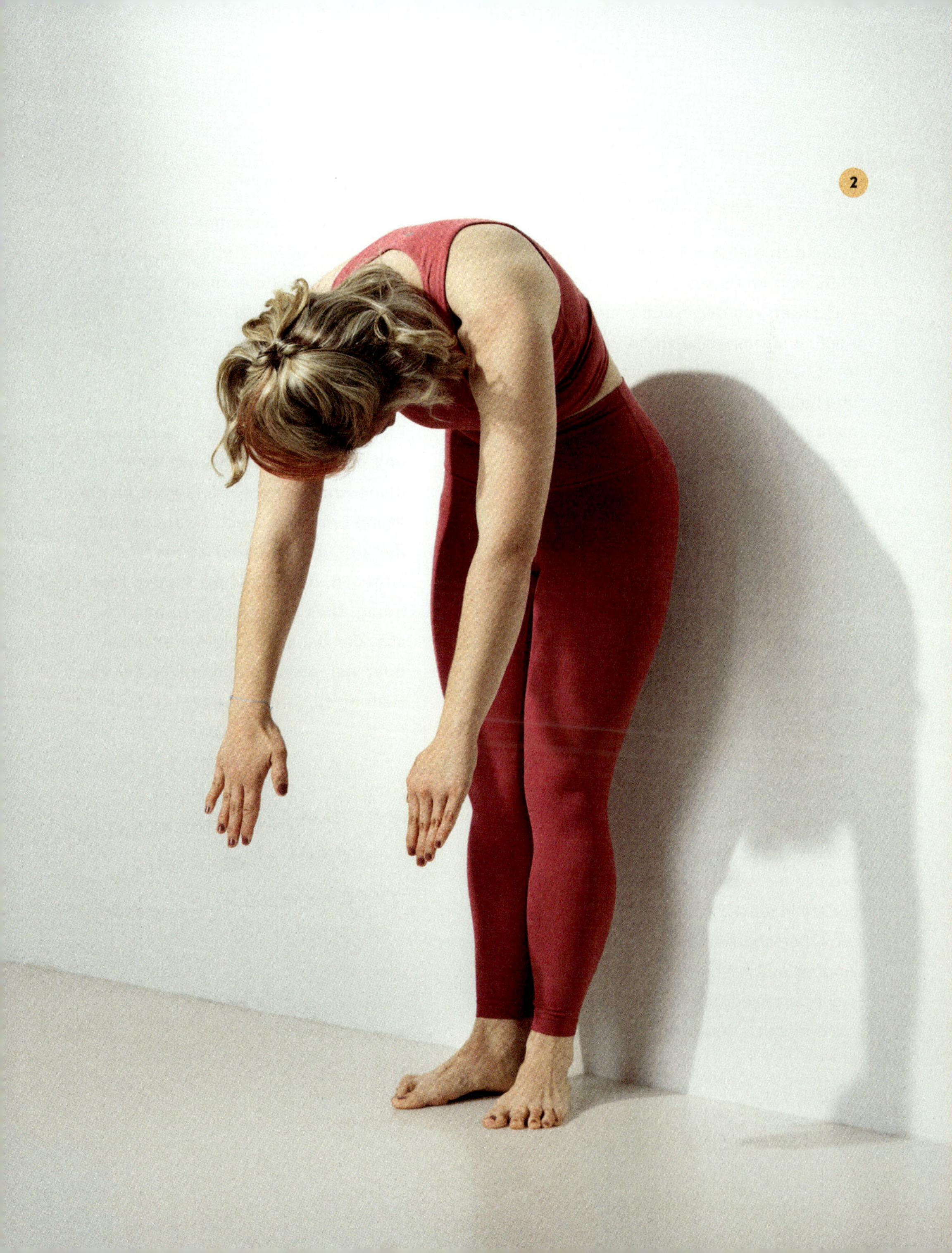

ARM SLIDES

1 Stelle dich mit dem Rücken an die Wand. Füße sind im Pilates-V, etwa ein bis zwei Fußlängen von der Wand entfernt. Der Kopf ist idealerweise an der Wand angelehnt, wenn du dein Kinn parallel zum Boden halten kannst und deine Schultern nicht nach vorne kommen. Ansonsten nimm ein Handtuch oder Kissen und platziere es am Hinterkopf. Neige dein Kinn ganz leicht nach unten zum Brustbein (wie wenn du ein kleines »Ja« nickst). Halte deine gesamte Wirbelsäule an der Wand.

2 Bringe deine Arme gebeugt an die Wand. Die Oberarme sind parallel zum Boden, die Unterarme senkrecht. Schultern, Ellenbogen und Handrücken sind an der Wand. Wenn du hier deine Rippen rausdrückst, dann lasse nur die Schultern an der Wand und Ellenbogen und Hände weg von der Wand. Du ziehst deine Rippen zueinander und ziehst sie gefühlt gegen die Wand.

3 Strecke die Arme nach oben und wieder zurück in die Ausgangsstellung. Die hinteren Oberschenkelmuskeln und das Gesäß sind aktiv. Die Knie sind soft und werden nicht durchgedrückt. Ziehe die Schultern nicht hoch zu den Ohren.

→ *Wiederhole die Übung 4- bis 6-mal.*

Wirkung

+ Die Übung lässt deine ganze Schulter- und obere Rückenmuskulatur arbeiten. Darüber hinaus öffnet sie deinen Brustkorb.

Tipp

Ziehe deinen Bauchnabel nach innen und oben gegen die Wand. Wenn du deine Arme anfangs nicht ganz an die Wand bringen kannst, versuche mit der Zeit, immer weiter an die Wand zu kommen, ohne dass die Rippen raustreten. Dies ist eine tolle Übung für alle, die viel am Computer arbeiten oder viel reisen, um in kurzer Zeit die Haltung zu verbessern.

Die Übung sieht unspektakulär aus, hat es aber in sich, wenn man sie richtig macht.

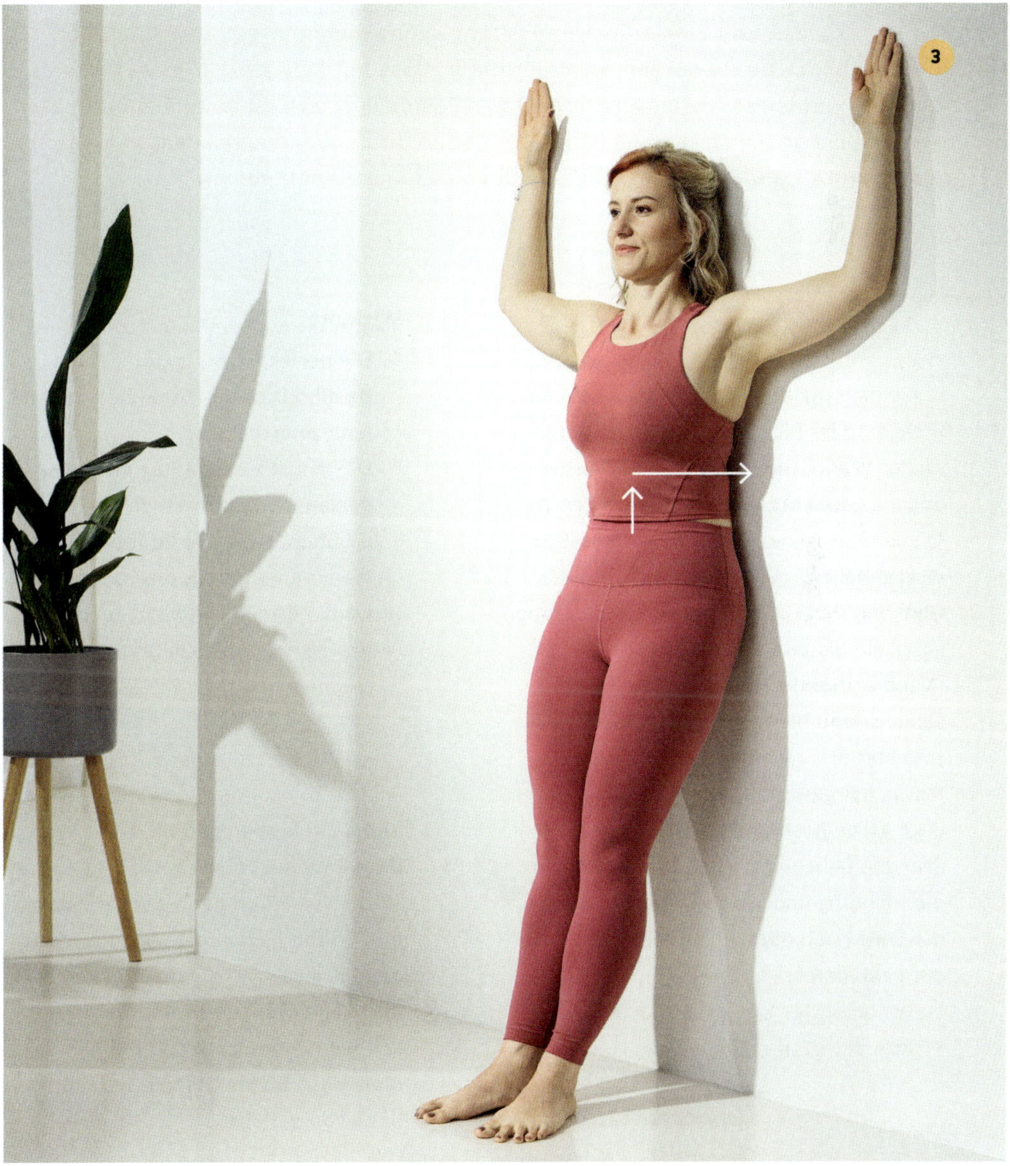
3

Aufrechte Haltung / fitter Rücken

Ein gesunder Rücken und eine aufrechte Haltung sehen nicht nur gut aus, sie fühlen sich auch gut an. Denn sie sorgen nicht nur dafür, dass du dich graziler bewegst und Rückenleiden vorbeugst, sie lassen dich auch selbstbewusster und mental aufgerichtet durchs Leben gehen. Die folgenden Übungen helfen dir in nur wenigen Minuten, die Rückenmuskeln zu trainieren und eine anmutige Haltung zu bekommen.

THE WALL 1 STANDING

1. Stelle dich mit dem Rücken an die Wand. Füße sind im Pilates-V, Fersen zunächst an der Wand. Die Arme sind am Körper entlang gestreckt, Handflächen zeigen zur Wand. Powerhouse ist aktiv. Pilates-Box wird gehalten.
2. Gehe mit den Füßen ein Stück nach vorne (etwa ein bis zwei Fußlängen von der Wand entfernt). Deine gesamte Wirbelsäule ist und bleibt an der Wand. Die Knie sind soft und nicht ganz durchgestreckt.
3. Kreise mit gestreckten Armen einatmend über vorne nach oben und ausatmend über die Seite nach unten. Wechsle dann die Richtung und kreise von unten über die Seite nach oben und über vorne wieder nach unten.

→ *Wiederhole das Armkreisen 3- bis 5-mal in jede Richtung.*

Wirkung

+ Die perfekte Übung, um deinen Brustkorb zu öffnen und deine Haltung zu verbessern.
+ Du kannst sie im Alltag nach stundenlangem Sitzen zwischendurch ausüben. Es ist die Topübung, die man immer und überall ohne Aufwand einschieben kann, um einen geplagten Rücken fit und stark zu machen.

Tipp

Ziehe die Rippen gefühlt in die Wand. Dein Bauchnabel wird nach innen zur Wirbelsäule und nach oben in Richtung Wand gezogen. Halte die Arme beim Kreisen im Blickfeld, sie müssen die Wand nicht berühren. Dein Kopf soll jedoch an der Wand bleiben, ohne dass du die Schultern dadurch nach vorne ziehst.

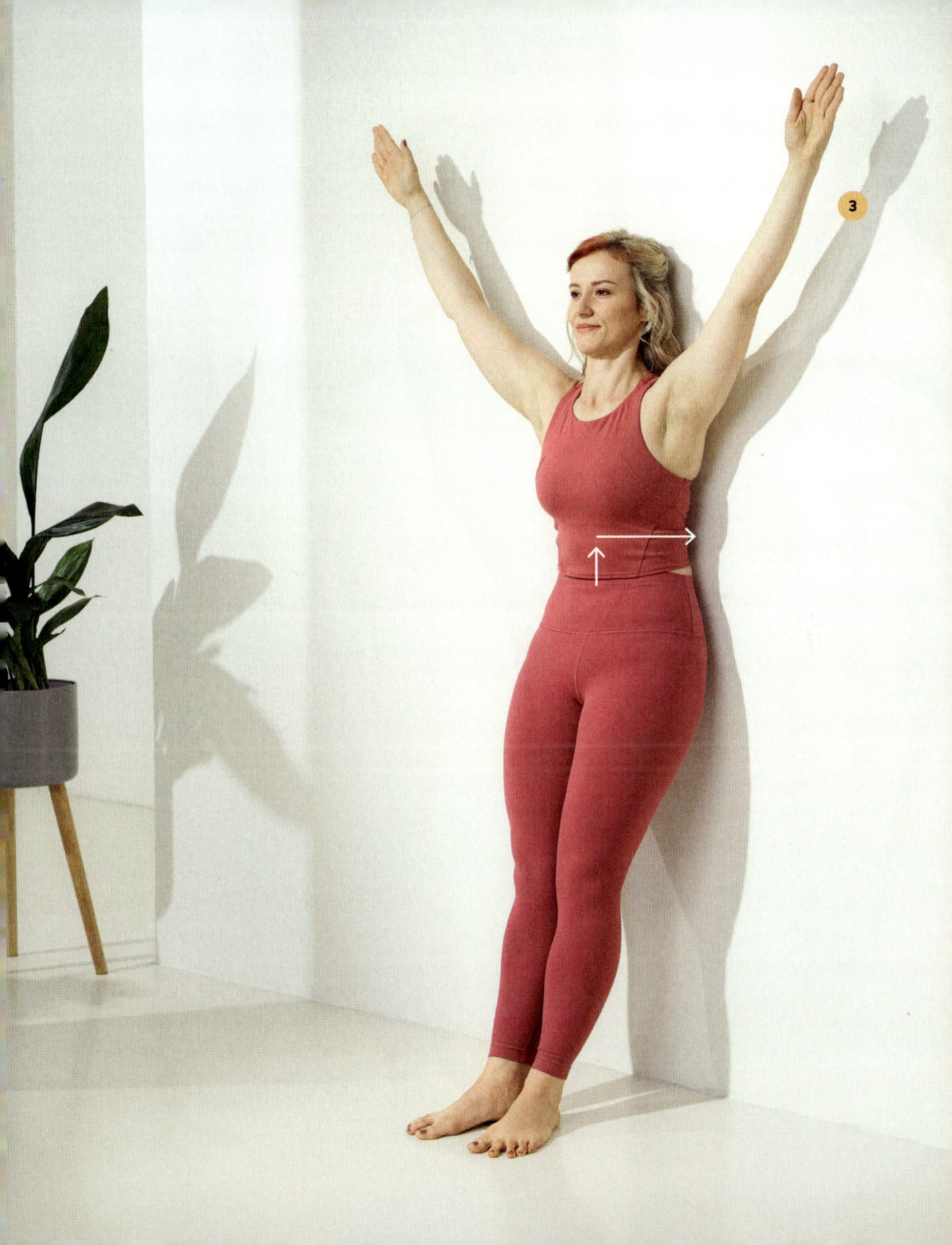
3

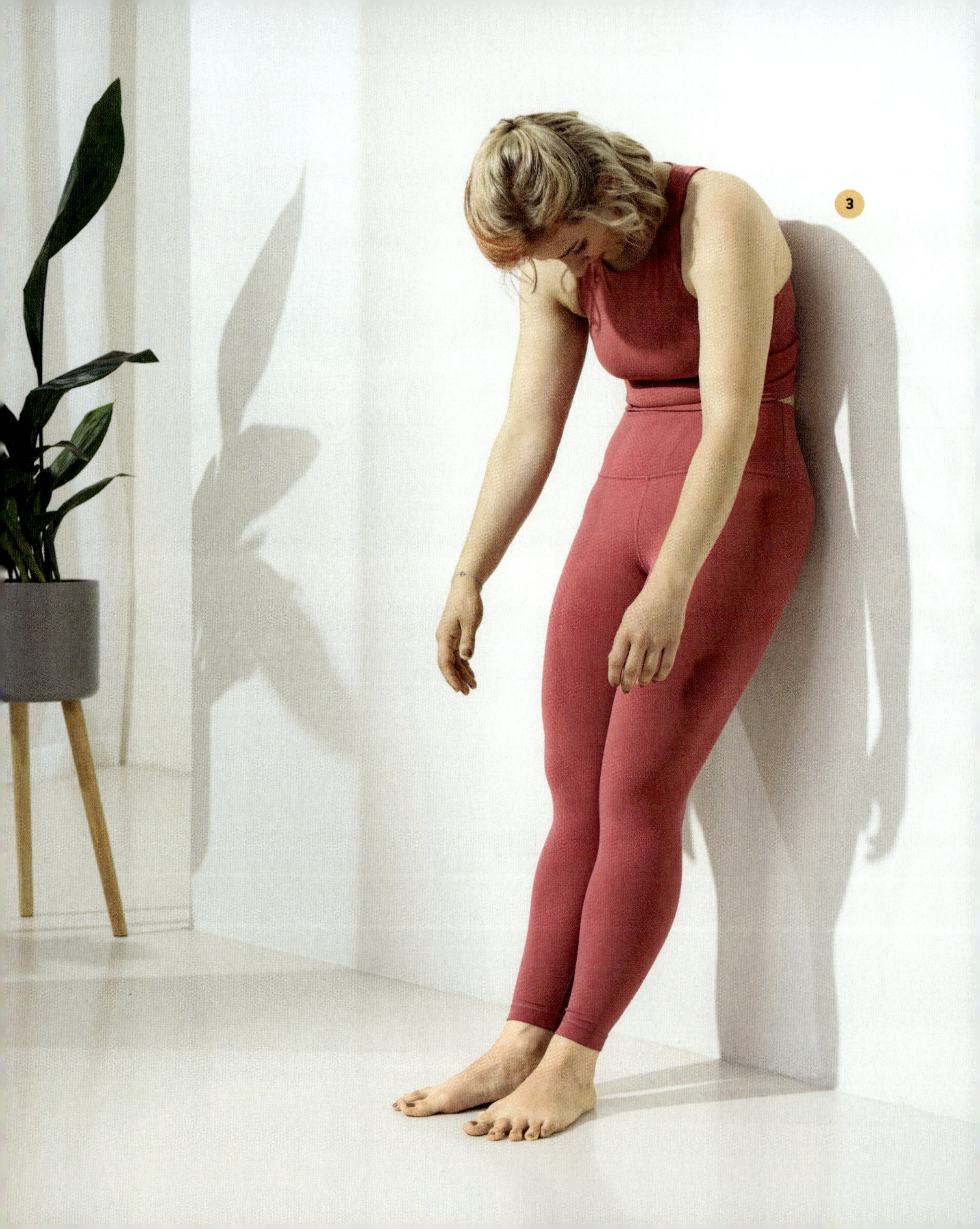
3

THE WALL 2 ROUNDING

1 Stelle dich mit dem Rücken an die Wand. Füße sind im Pilates-V, etwa ein bis zwei Fußlängen von der Wand entfernt. Deine gesamte Wirbelsäule ist an der Wand. Die Knie sind soft und nicht ganz durchgestreckt. Die Arme sind am Körper entlang gestreckt.

2 Neige das Kinn zur Brust und rolle deine Wirbelsäule ausatmend Wirbel für Wirbel entlang der Wand so weit nach unten ab, wie dein unterer Rücken in Kontakt mit der Wand bleibt. Bauchnabel zieht nach innen und oben, deine Rippen ziehen sanft gegen die Wand.

3 Kreise nun ganz entspannt mit den nach unten hängenden Armen nach außen und dann nach innen.

4 Rolle Wirbel für Wirbel zurück in die Ausgangsposition. Der Kopf hebt sich als Letztes. Nutze dabei das Powerhouse.

→ *Wiederhole das Armkreisen 3- bis 5-mal in jede Richtung.*

Wirkung

+ Sehr gut für Menschen mit verspannten Schultern oder Beschwerden in den Rotatorenmanschetten (einer Gruppe von vier Sehnen, die um die Schulter verlaufen und die das Schultergelenk stabilisieren und führen), da die Muskeln hier durch die Schwerkraft entspannt arbeiten können.

Tipp

Dein Kopf ist entspannt. Bevor du wieder Wirbel für Wirbel aufrollst, kannst du deinen Kopf sanft eine »Nein-nein«-Bewegung und eine »Ja-ja«-Bewegung machen lassen. Das tut verspannten Nackenmuskeln gut.

THE WALL 3 SQUAT

1. Du stehst wie bei den vorherigen zwei Übungen mit dem Rücken an der Wand. Öffne deine Füße etwa hüftbreit und gehe ein Stück von der Wand weg. Füße, Knie und Hüften bleiben in einer Linie. Halte Arme und Handflächen an der Wand. Halte die Pilates-Box.
2. Einatmend hebst du deine Arme, bis sie parallel zum Boden sind, und rutschst gleichzeitig mit dem Körper entlang der Wand nach unten, bis die Knie 90 Grad gebeugt sind. Deine Knie schauen nicht über deine Füße hervor. Kinn ist parallel zum Boden, Kopf bleibt möglichst an der Wand.
3. Ausatmend rutschst du mit dem Körper wieder an der Wand noch oben und bringst gleichzeitig deine Arme wieder nach unten.
4. Variante: Statt mit den Armen zu arbeiten, kannst du an der Wand sitzen bleiben und die Position 30 bis 60 Sekunden lang halten.

→ *Wiederhole die Übung 3- bis 4-mal.*

Wirkung

+ Die Übung fördert eine aufrechte Haltung und stärkt zudem deine Bein- und Gesäßmuskulatur.

Tipp

Drücke den Rücken fest gegen die Wand, als wäre an der Wand ein Magnet, der deinen Körper anzieht. Drücke auch die Füße fest in den Boden. Du kannst deine Zehen dabei immer sehen. Ziehe den Bauchnabel nach innen und oben. Fange am Anfang mit einer kürzeren Dauer an, wenn du die Sitzvariante wählst. Mit der Zeit merkst du, dass du länger an der Wand sitzen bleiben kannst. Bei Kniebeschwerden solltest du deine Beine nicht ganz so tief beugen.

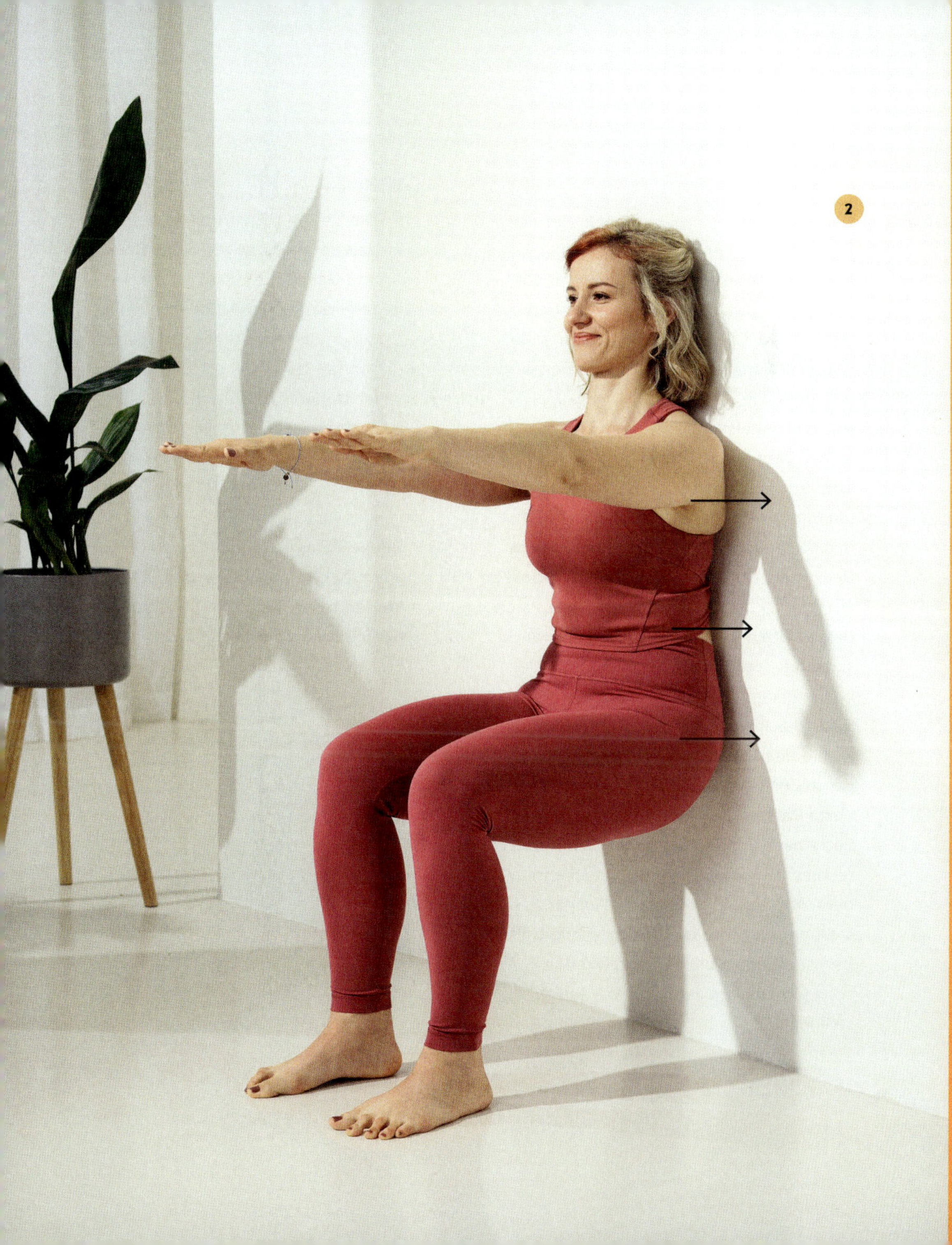
2

THE WALL 4 LIFT ONE LEG

1 Du stehst mit dem Rücken zur Wand. Füße sind parallel, hüftbreit und mindestens zwei Fußlängen von der Wand entfernt. Deine Knie sind soft. Arme sind am Körper entlang gestreckt. Pilates-Box wird gehalten.

2 Rutsche ein bisschen mit dem Oberkörper an der Wand nach unten. Verlagere dein Körpergewicht etwas auf das rechte Bein (du musst es dabei eventuell etwas mehr in die Mitte stellen) und hebe dein linkes Bein hoch. Du hältst das Bein nach vorne ausgestreckt und achtest darauf, dass sich deine Hüften und das Becken nicht verschieben. Halte die Position 5 bis 10 Sekunden lang.

3 Setze das linke Bein ab und hebe das rechte Bein. Ziehe deinen Bauchnabel die ganze Zeit nach innen und oben und lasse deine Rippen nicht rauskommen.

4 Setze nach 5 bis 10 Sekunden auch dein rechtes Bein wieder ab und rutsche mit dem Oberkörper hoch in die Ausgangsstellung. Wenn du die Übung wiederholst, kannst du unten bleiben und musst zwischendurch nicht zurück in die Ausgangsstellung.

→ *Wiederhole die Übung 2- bis 3-mal.*

Wirkung

+ Die Übung trainiert nicht nicht nur deine Haltung sowie deine Bein- und Gesäßmuskulatur, sondern zeigt dir auch mögliche Dysbalancen in deinem Körper. Du merkst schnell, auf welchem Bein du leichter stehen kannst, ohne die Hüften und das Becken zu verschieben.

Tipp

Beuge deine Knie nicht zu stark, vor allem bei Kniebeschwerden. Es ist keine Übung, bei der du wie auf einem Stuhl an der Wand sitzt.

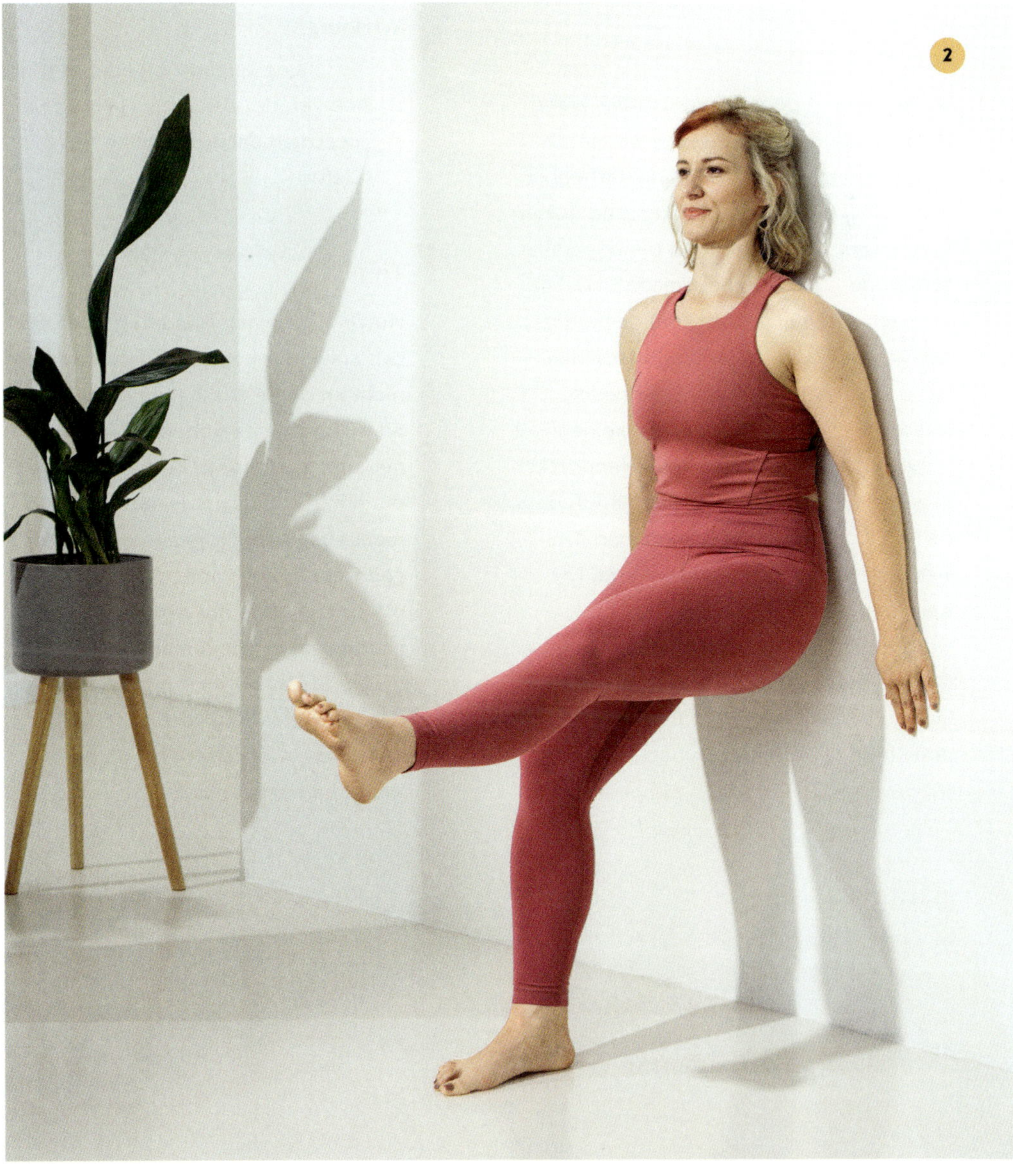
2

THE WALL 5 TALL BACK

1. Stelle dich mit dem Rücken an die Wand. Die Füße sind im Pilates-V, etwa ein bis zwei Fußlängen von der Wand entfernt. Drücke deinen unteren Rücken und deinen Kopf gegen die Wand. Kinn bleibt parallel zum Boden. Ziehe dabei deinen Bauchnabel nach innen und oben und deine Rippen an die Wand. Halte die Pilates-Box.
2. Hebe deine Arme in Schulterhöhe an (eventuell etwas tiefer, aber auf keinen Fall höher) und drücke sie und die Handrücken gegen die Wand. Achte dabei darauf, dass deine Rippen nicht herauskommen. Du ziehst sie weiter in Richtung Wand. Die Knie kannst du leicht beugen.
3. Drücke die Füße in den Boden und den Rücken sowie die Arme gegen die Wand. Halte die Position 10 bis 15 Sekunden lang und nimm die Arme dann nach unten.

→ *Wiederhole die Übung 2- bis 3-mal.*

Wirkung

+ Die Übung zeigt dir optimal, was eine gerade, aufrechte Haltung ist.
+ Zusätzlich dehnt sie deine Armmuskulatur.

Tipp

Nutze ein kleines Handtuch oder Kissen am Hinterkopf, wenn du den Kopf nicht an der Wand halten kannst, ohne dass deine Schultern verspannen und nach vorne kommen. Wenn du deine Arme samt Handrücken nicht ausgestreckt gegen die Wand gedrückt halten kannst, dann mache die Übung ohne die Arme. Wichtig ist, dass dein Rücken an der Wand bleibt. Prüfe, ob du mit der Zeit ohne das Handtuch/Kissen zurechtkommst und deine Arme trotzdem an der Wand halten kannst.

2

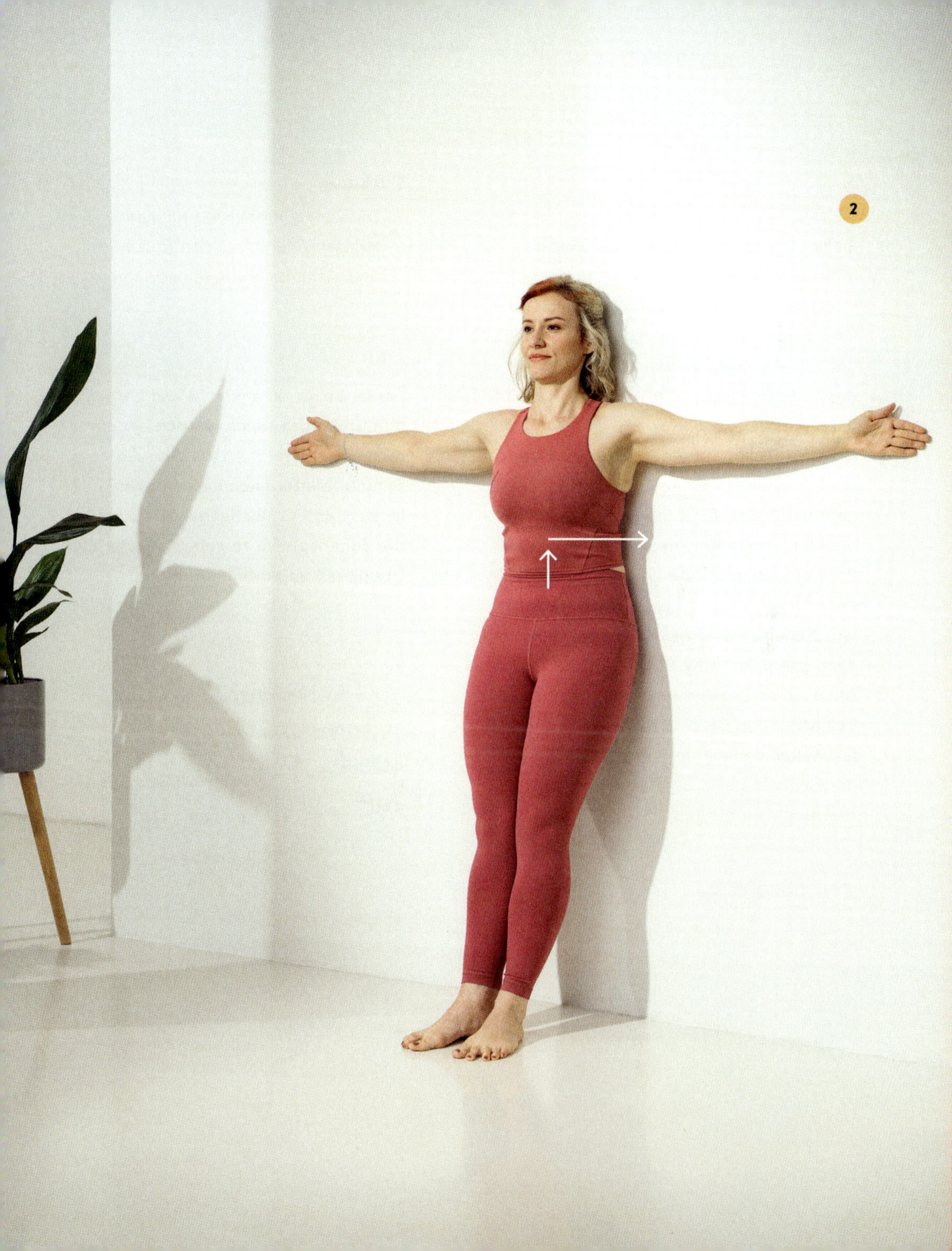

STANDING SHOULDER BRIDGE

1 Stelle dich mit dem Rücken zur Wand. Füße sind im Pilates-V, mindestens eine Fußlänge entfernt von der Wand. Hals ist lang. Halte die Arme am Körper und an der Wand entlang gestreckt, Handflächen drücken sanft gegen die Wand. Kinn bleibt parallel zum Boden. Powerhouse ist aktiv.

2 Atme ein, rolle zuerst das Becken weg von der Wand und dann ausatmend die Wirbelsäule Wirbel für Wirbel hoch, bis nur noch der obere Rücken, die Schultern und der Kopf die Wand berühren. Du kannst dich dabei auch auf die Zehenspitzen stellen. Ziehe deine Arme und Fingerspitzen nach unten Richtung Boden.

3 Atme ein und rolle nun ausatmend und beginnend bei der Brustwirbelsäule Wirbel für Wirbel entlang der Wand zurück, bis du wieder in der Ausgangsposition bist.

→ *Wiederhole die Übung 4- bis 6-mal.*

Wirkung

+ Die Übung mobilisiert die ganze Wirbelsäule, öffnet den Brustkorb und stärkt die Bauchmuskulatur.

Tipp

Lasse, bevor du an der Wand abrollst, den Brustkorb weich werden, indem du das Herz gefühlt zwischen die Schulterblätter nach innen sinken lässt. Wenn es unangenehm ist, auf die Zehenspitzen zu gehen, mache die Übung mit aufgestellten Beinen.

Bei Rückenbeschwerden kannst du die Übung mit geradem Rücken machen, statt auf- und abzurollen. Höre auf deinen Körper!

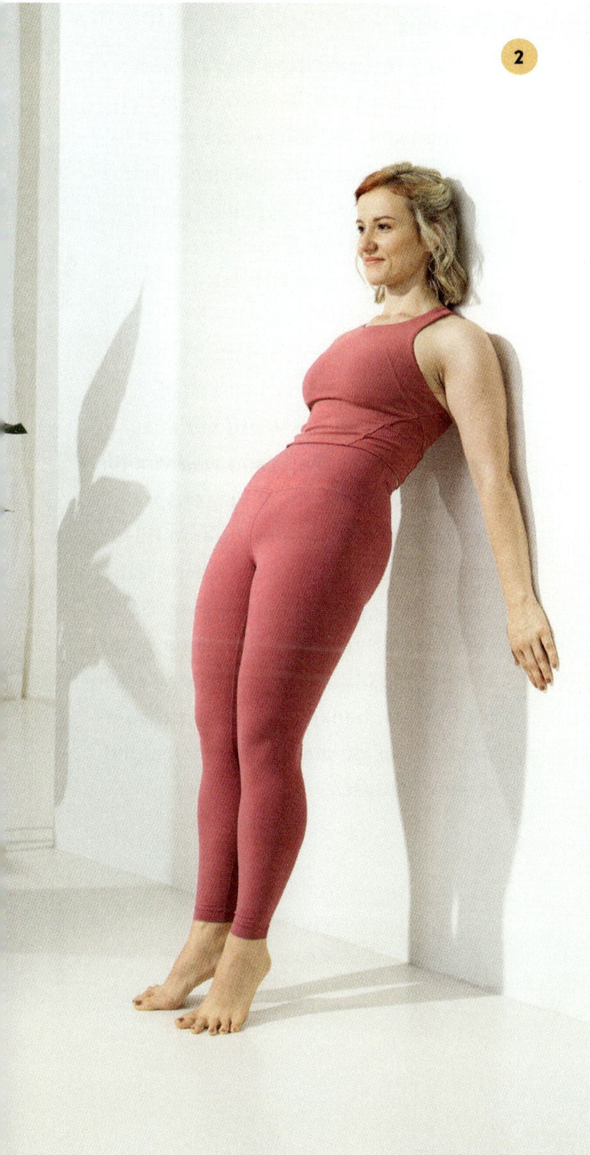
2

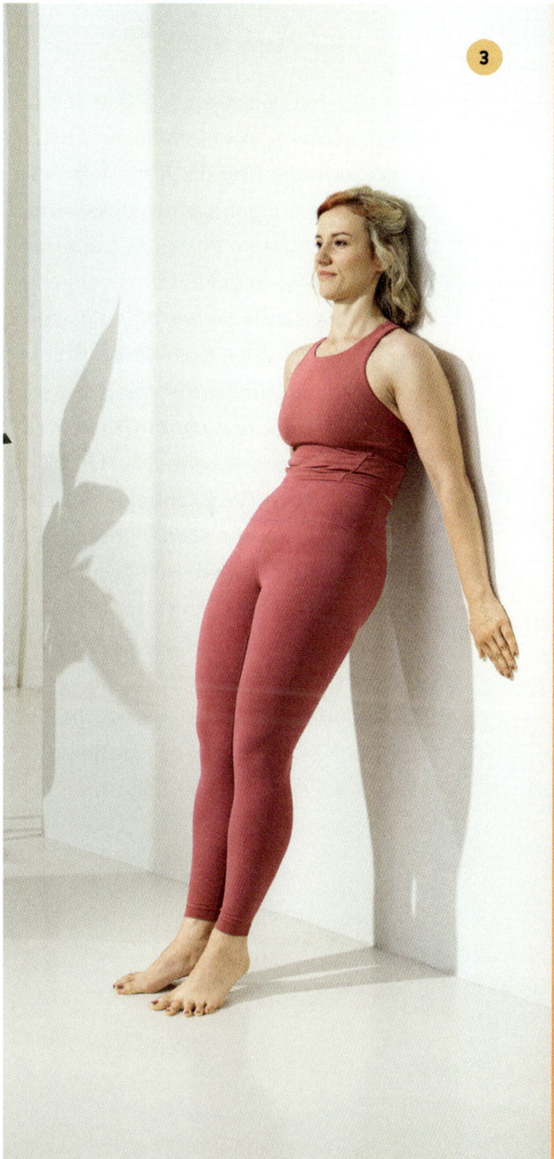
3

PUSH-UPS

1 Stelle dich mit dem Gesicht zur Wand und halte mindestens zwei Fußlängen Abstand zur Wand, sodass du die Arme gestreckt an die Wand bringen kannst. Beine sind zusammen, Füße im Pilates-V. Die Arme sind nach vorne in Schulterhöhe angehoben und die Hände an der Wand platziert, Powerhouse ist aktiv. Dein Körper soll in einem leichten Winkel zur Wand stehen.

2 Beuge nun einatmend die Arme und strecke sie ausatmend wieder. Die Hände bleiben am Platz. Die Ellenbogen werden die ganze Zeit an den Körper (Richtung untere Rippen) gezogen. Halte währenddessen deinen Körper von Kopf bis Fuß in einer Linie und achte auf die Pilates-Box. Du sollst gerade wie ein Brett sein.

3 Eine fortgeschrittene Variante ist, die Übung auf Zehenspitzen zu machen.

→ *Wiederhole die Übung 4- bis 6-mal.*

Wirkung

+ Push-ups sind eine sehr herausfordernde Übung, wenn man sie richtig macht. Sie stärken die gesamte Rumpf- und Armmuskulatur, kräftigen die Brust-, Schulter- und Bauchmuskulatur und verbessern die Balance und Haltung.

Tipp

Anstatt dich an die Wand nur anzulehnen, drücke die Wand weg von dir. Du kannst dabei deine Finger spreizen. So lässt du deinen oberen Rücken viel besser arbeiten. Ziehe dabei deine Arme gefühlt zueinander. Damit bringst du deine Schulterblätter in die richtige Position. Drücke deine Fersen und Oberschenkelinnenseiten zusammen, bevor du die Arme streckst und wieder beugst.

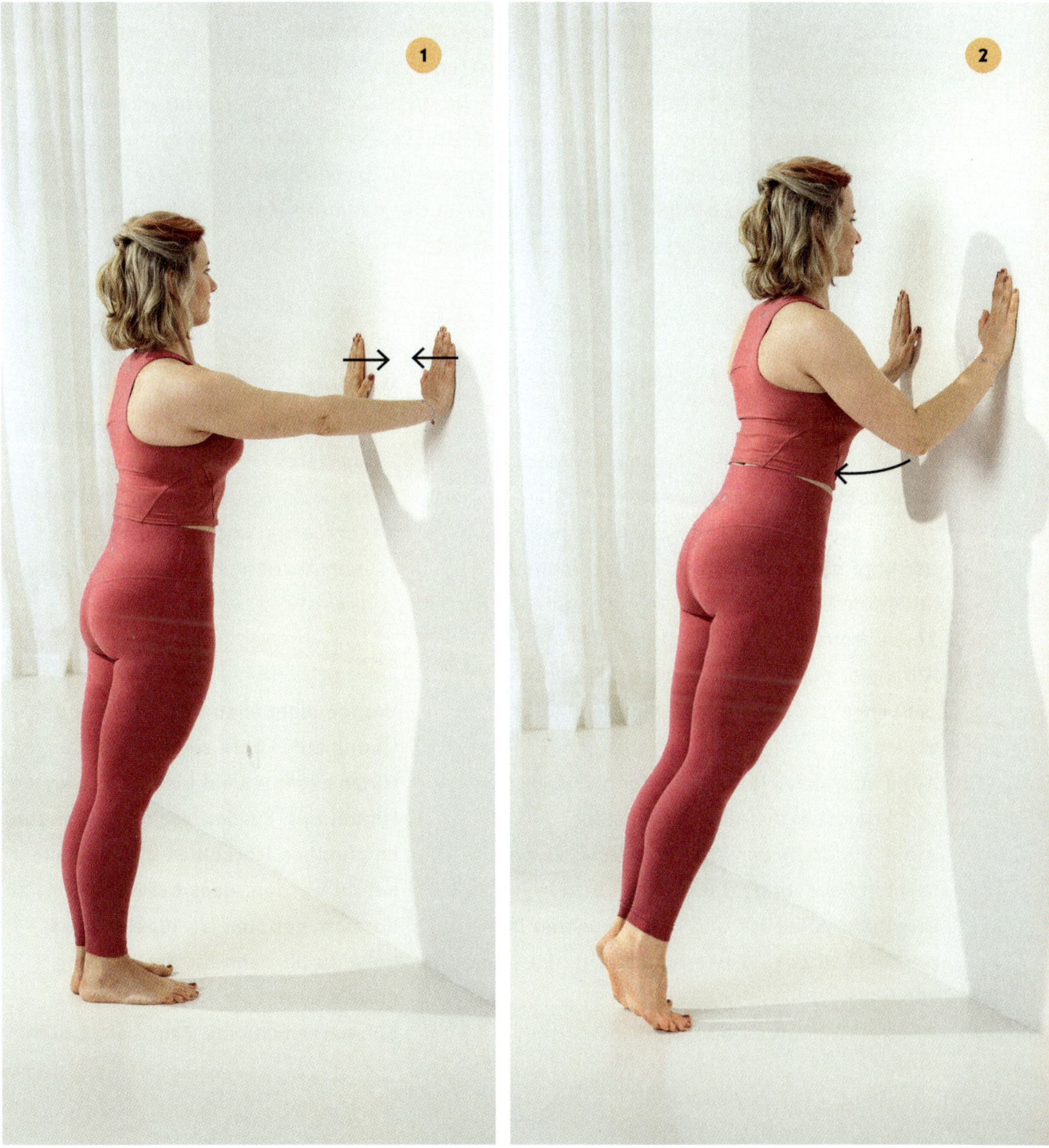
1
2

Nacken und Schultern

Nacken- und Schulterschmerzen gehören zu den häufigsten Beschwerden des Bewegungsapparats. Sie entstehen oft durch eine verspannte Muskulatur. Kein Wunder, sind wir durch den modernen Lebensstil doch geradezu dazu aufgefordert, mit gesenktem Kopf auf Handys und Laptops zu schauen und die Schultern permanent hochzuziehen. Die folgenden Übungen sind ideal, um Verspannungen im Nacken und in den Schultern zu lösen und ihnen vorzubeugen. Sie mobilisieren die gesamte Halswirbelsäule und Schultermuskulatur, kräftigen den Rücken und öffnen den Brustkorb.

HEAD NODS

1. Stelle dich mit dem Rücken an die Wand. Füße sind im Pilates-V, etwa eine Fußlänge von der Wand entfernt. Hals ist lang, der Kopf möglichst an der Wand. Kinn parallel zum Boden. Arme sind entspannt am Körper entlang gestreckt.
2. Atme ein, ziehe deinen Nacken gefühlt in die Länge und bewege das Kinn leicht zum Brustbein.
3. Atme aus, aktiviere deine Tiefenmuskulatur und komme in die Ausgangsposition.
4. Atme ein, drehe den Kopf in einer Linie zur rechten Seite, bring das Kinn leicht zum Brustbein. Atme aus und komme wieder in die Mitte zurück. Wiederhole das zur linken Seite.

→ *Wiederhole beide Übungsteile mehrere Male.*

Wirkung

+ Die Übung löst Verspannungen im Nacken.
+ Sie wirkt vorbeugend gegen Kopfschmerzen und unterstützt eine gute Ausrichtung der Wirbelsäule.

Tipp

Wende nicht allzu viel Kraft bei der Übung auf. Führe sie langsam aus. Nutze eventuell ein kleines Kissen am Hinterkopf. Da der Nacken besonders empfindlich ist, soll an dieser Stelle betont werden, dass bei Beschwerden Vorsicht geboten ist. Idealerweise holst du dir dann für das Training grünes Licht vom Arzt. Bei akuten Schmerzen ist eine Pause angeraten.

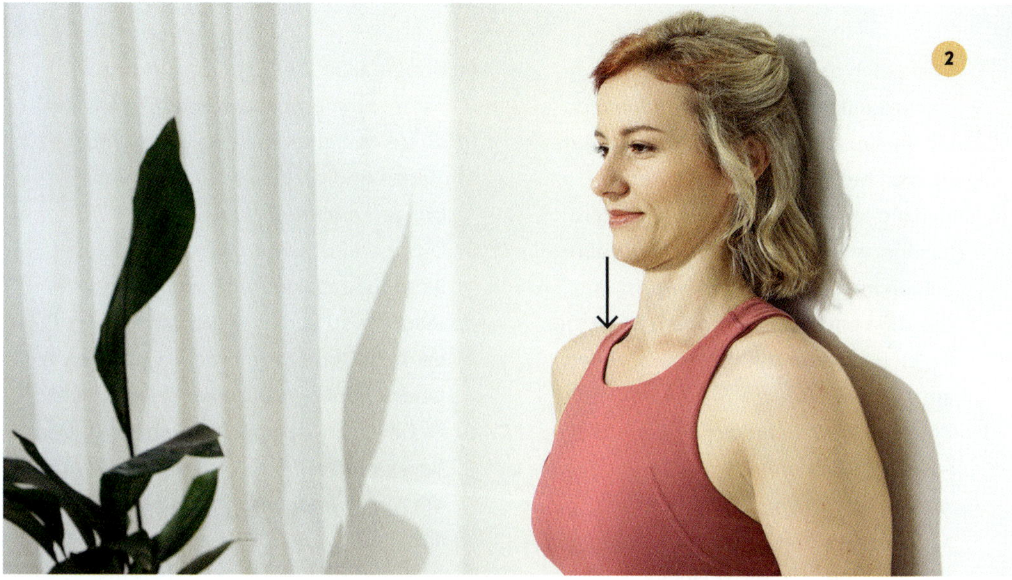
2

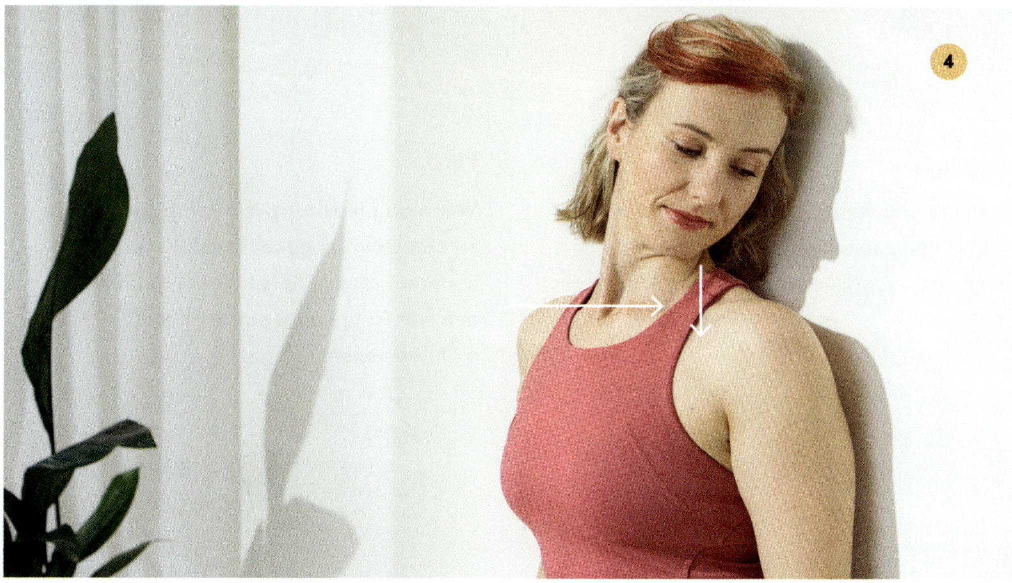
4

SHOULDER WARM-UP

1 Stelle dich nah an die Wand. Füße sind im Pilates-V. Alternativ kannst du die Fersen leicht geöffnet halten. Dein Rücken berührt die Wand nicht. Du ziehst den Bauchnabel aber trotzdem nach innen und oben und die Rippen gefühlt in die Wand. Der Hals ist lang, das Kinn parallel zum Boden. Die Arme liegen entspannt mit den Handflächen am Körper.

2 Kreise mit den Schultern 3- bis 4-mal vorwärts und dann rückwärts.

3 Als Nächstes ziehe die Schultern langsam hoch zu den Ohren und lasse sie schnell wieder fallen, ebenfalls 3- bis 4-mal.

4 Bringe dann die Schultern und Arme nach vorne und nach hinten, wie wenn du deine Schulterblätter auseinanderziehen und dann wieder zusammenbringen möchtest.

5 Diese drei Übungen werden anschließend in umgekehrter Reihenfolge gemacht (also zunächst Schritt 4, dann 3, dann 2). Die Hände drücken jetzt an die Oberschenkel und bewegen sich nicht. Es bewegen sich nur die Schultern. Der Bewegungsradius ist dabei kleiner, aber die Muskulatur wird intensiver beansprucht.

→ *Wiederhole die drei Übungen der Serie 3- bis 4-mal.*

Wirkung

+ Deine Schultergelenke werden mobilisiert und Verspannungen werden gelöst. So beugst du möglichen Beschwerden vor.

Tipp

Wenn du die Übung mit den Händen an den Oberschenkeln ausführst, achte darauf, dass die Hände an den Beinen wie festgeklebt sind und sich nicht bewegen.

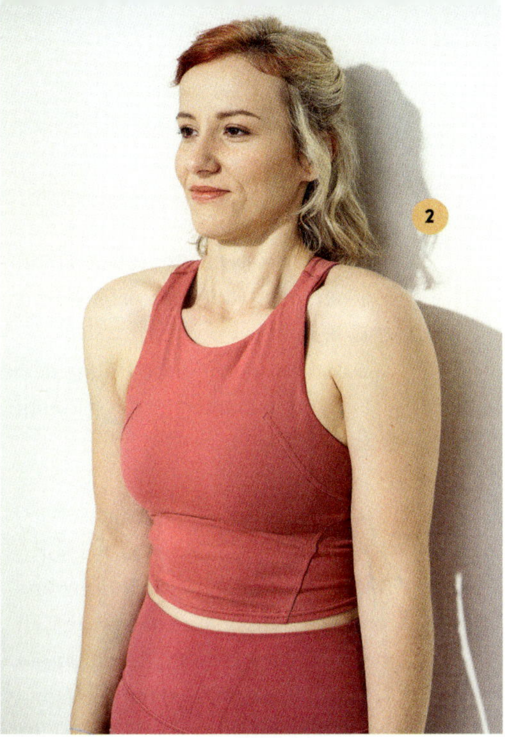
2

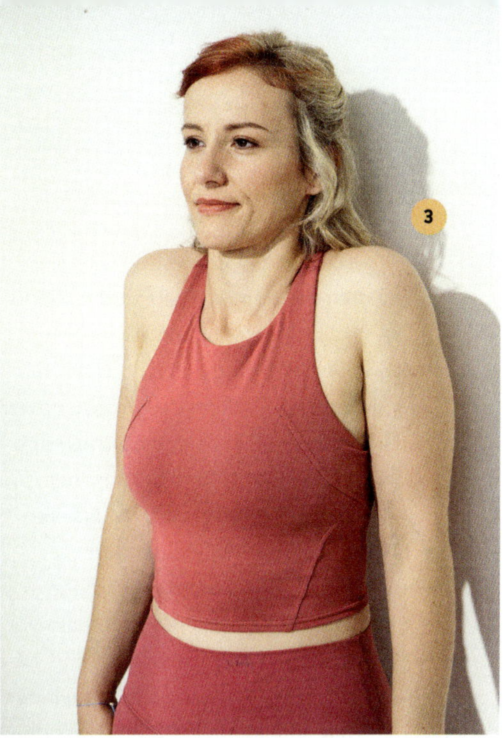
3

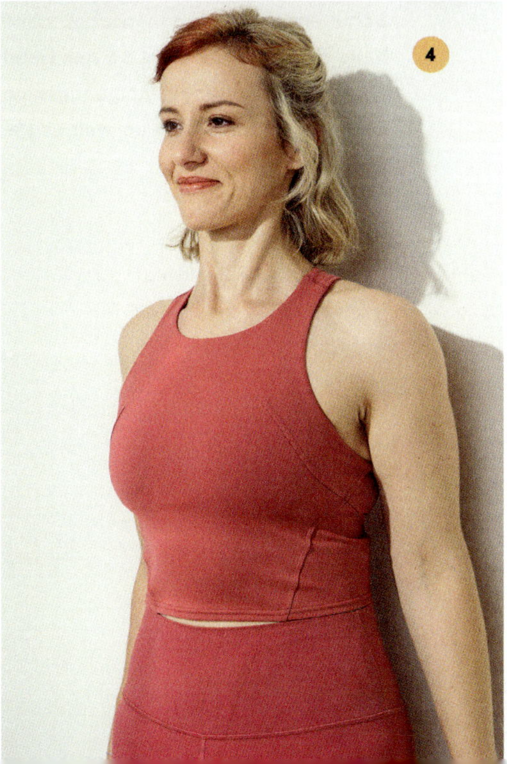
4

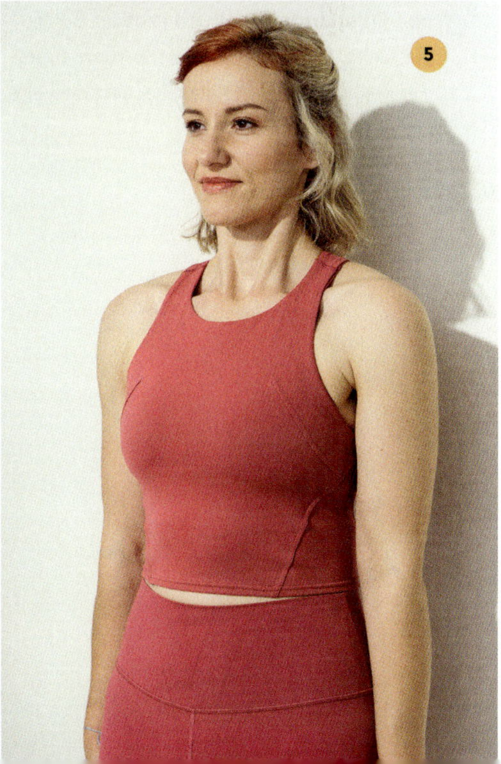
5

SIDE TO SIDE

1 Stelle dich mit dem Rücken an die Wand, Füße sind im Pilates-V, ein bis zwei Fußlängen von der Wand entfernt. Hals ist lang, Kopf möglichst an der Wand. Powerhouse ist aktiv. Strecke deine Arme nach oben, Ellenbogen bleiben soft, Hände sind mit dem Handrücken an der Wand. Verschränke die Daumen ineinander.

2 Beuge deinen Oberkörper ausatmend entlang der Wand nach rechts, einatmend in die Mitte zurück und anschließend ausatmend nach links und einatmend wieder in die Mitte. Stelle dir vor, du beugst deinen Oberkörper in einem großen Bogen zur Seite. Ziehe dabei die Daumen auseinander. Dein Po und das Becken bewegen sich nicht.

→ *Wiederhole die Übung 3- bis 5-mal zu jeder Seite.*

Wirkung

+ Deine Schulterblätter werden mobilisiert, die Schulterstabilität wird gefördert.
+ Zusätzlich dehnt diese Übung deine Flanken und unterstützt die Rumpfstabilität.

Tipp

Ziehe die Rippen in Richtung Wand und den Bauchnabel die ganze Zeit nach innen und oben. Wenn du die Übung mit verschränkten Daumen nicht ausführen kannst, weil das deine Schultern zu sehr beansprucht, dann halte deine Hände nicht so nah beieinander und versuche, Zeigefinger und Daumen beider Hände so weit es geht zusammenzubringen.

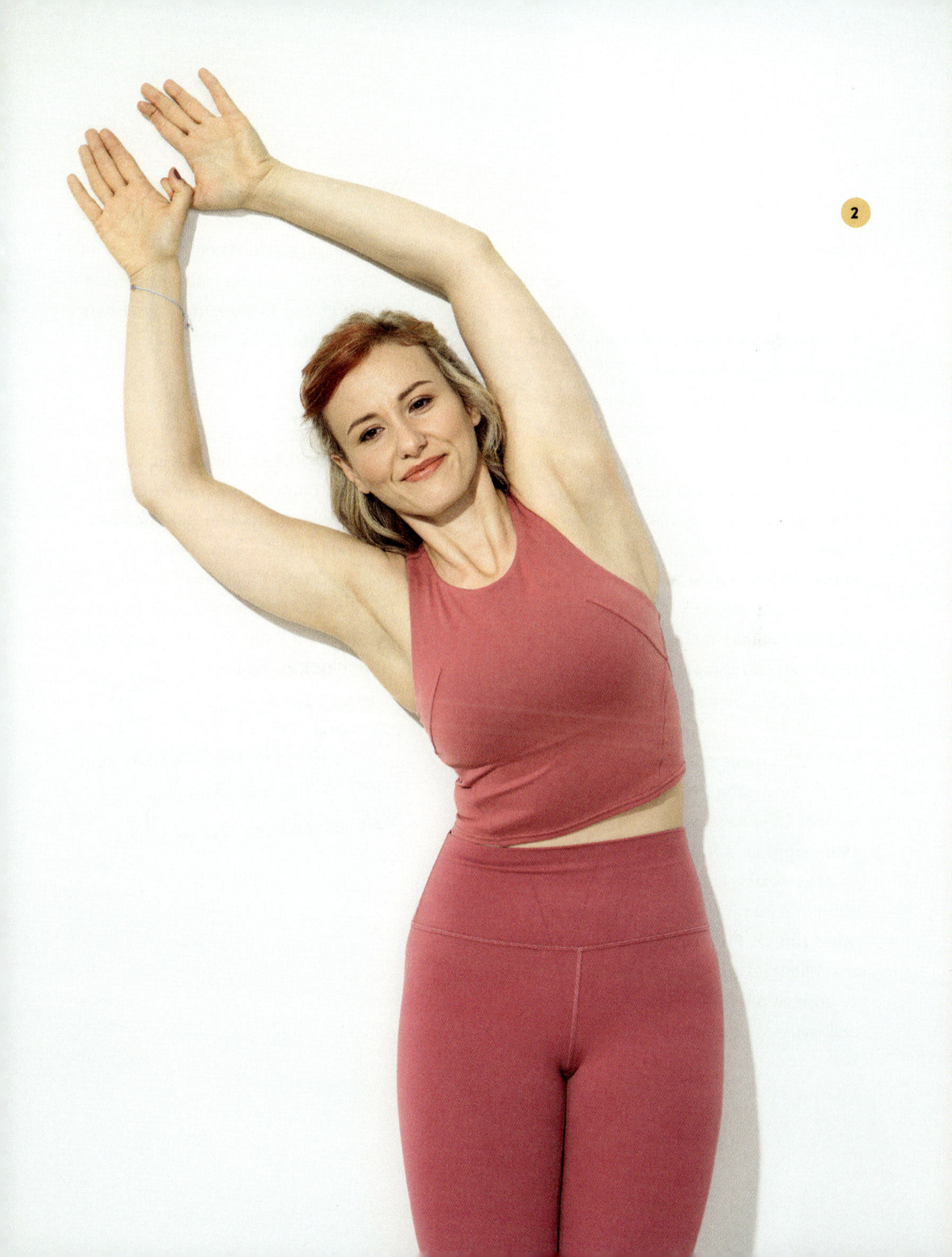

2

SWAN & NECK ROLL

1. Stelle dich mit dem Gesicht Richtung Wand. Arme sind gebeugt, die Hände auf der Wand platziert, minimal unter deinen Schultern. Füße sind im Pilates-V, Hals ist lang. Powerhouse ist aktiv.
2. Drücke die Hände an die Wand und stelle dich auf die Zehenspitzen. Drücke die Fersen dabei zusammen. Ziehe die Hände gefühlt an der Wand nach unten und die Ellenbogen Richtung Taille. Die Hände verändern ihre Position jedoch nicht. Öffne deinen Brustkorb, ohne ins Hohlkreuz zu gehen. Nacken bleibt lang. Halte die Position 2–3 Sekunden lang und setze die Fersen wieder ab. Du kannst das 2- bis 3-mal wiederholen, bevor du Neck Roll hinzufügst.
3. Stelle dich dafür noch mal auf die Zehenspitzen und gehe mit dem Kopf einatmend in einer Linie nach rechts, nach unten und gleite langsam mit dem Kinn entlang am Brustbein nach links. Hebe deinen Kopf hoch und komme ausatmend wieder in die Mitte zurück. Führe die gleiche Bewegung anschließend zur linken Seite aus. Alternativ können die Füße auch auf dem Boden bleiben.

→ *Wiederhole die Übung insgesamt 3- bis 5-mal.*

Wirkung

+ Die Übung lockert und löst Verspannungen im Nacken.
+ Sie mobilisiert die Halswirbelsäule, kräftigt den Rücken und öffnet den Brustkorb.

Tipp

Achte darauf, kein Hohlkreuz zu machen und nicht im unteren Rücken einzusinken. Ziehe den Bauchnabel nach innen und oben.

Bei Nackenbeschwerden gilt: Weniger (Kraft) ist mehr. Führe die Übung langsam aus und nutze die Atmung, um sie effektiver zu machen.

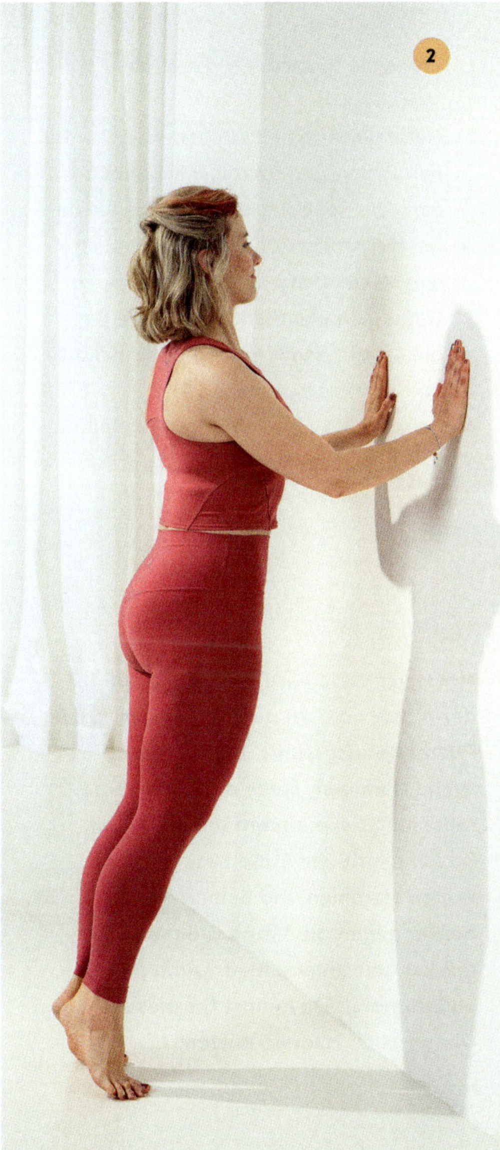
2

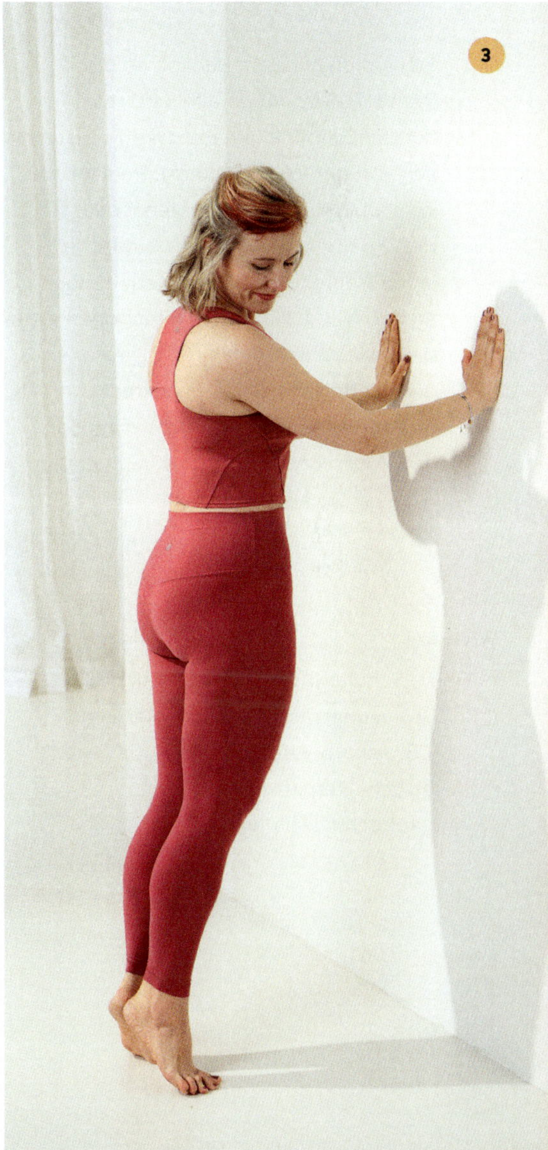
3

ROWING FROM THE CHEST

1. Stelle dich mit dem Rücken an die Wand. Füße sind parallel und maximal hüftbreit geöffnet, knapp zwei Fußlängen von der Wand entfernt. Rutsche mit dem Oberkörper nach unten, sodass deine Beine etwas gebeugt sind. Die Wirbelsäule und die Schultern bleiben an der Wand. Nimm die Ellenbogen an die Taille, Unterarme sind angewinkelt, die Hände samt Fingern gestreckt.
2. Strecke einatmend die Arme diagonal nach oben und ausatmend nach unten. Ziehe die Rippen fest gegen die Wand.
3. Hebe die Arme einatmend hoch zu deinen Ohren und führe sie ausatmend über die Seite nach unten. Strecke dabei die Arme nach unten mit gedachtem Widerstand, damit du Länge gewinnst, drücke die Handflächen gegen die Wand, damit du deinen Brustkorb besser öffnen kannst.
4. Kehre zurück in die Ausgangsposition.

→ *Wiederhole die Übung 3- bis 5-mal.*

Wirkung

+ Deine Schultern werden mobilisiert, ihr Bewegungsradius wird trainiert, dein Brustkorb wird geöffnet.
+ Zusätzlich unterstützt die Übung eine aufrechte Haltung.

Tipp

Normalerweise wird die Übung auf der Matte oder an den Geräten im Pilates-V ausgeführt. Da du an der Wand trainierst, stelle deine Beine parallel auf *(siehe hintere Innenklappe)*. So kannst du die Füße besser in den Boden stemmen und deinen Rücken besser gegen die Wand drücken. Du merkst den Unterschied, wenn du es ausprobierst. Du kannst für diese Übung auch Hanteln nutzen.

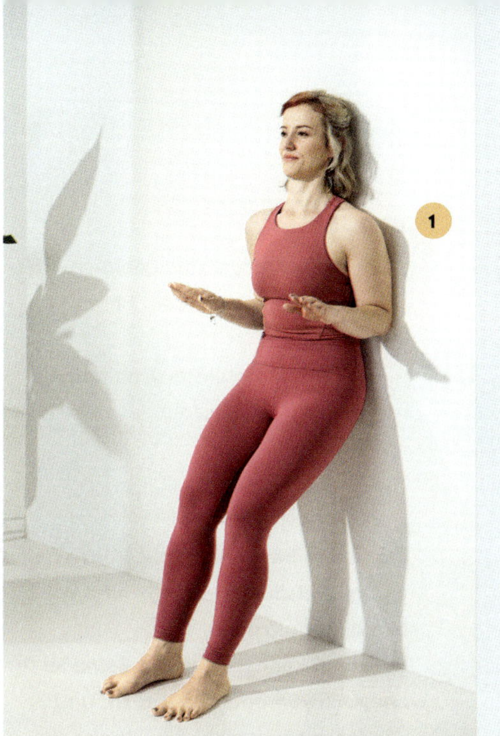
1

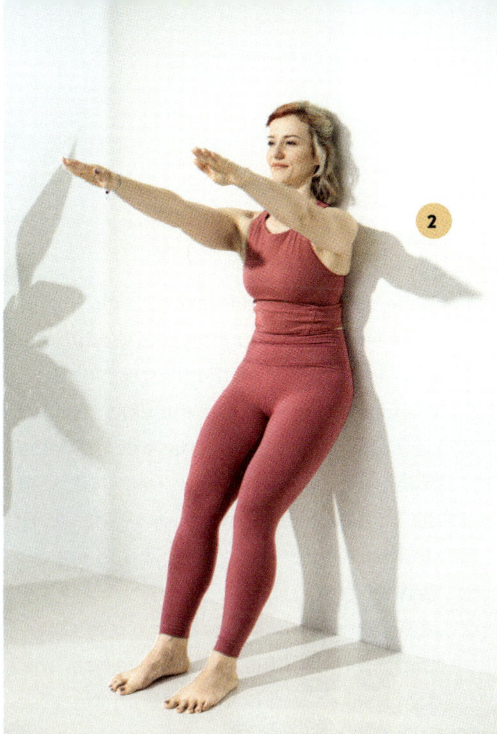
2

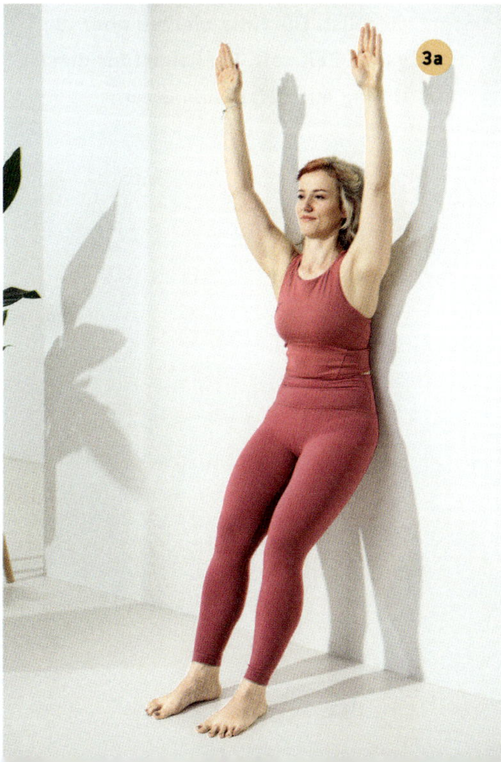
3a

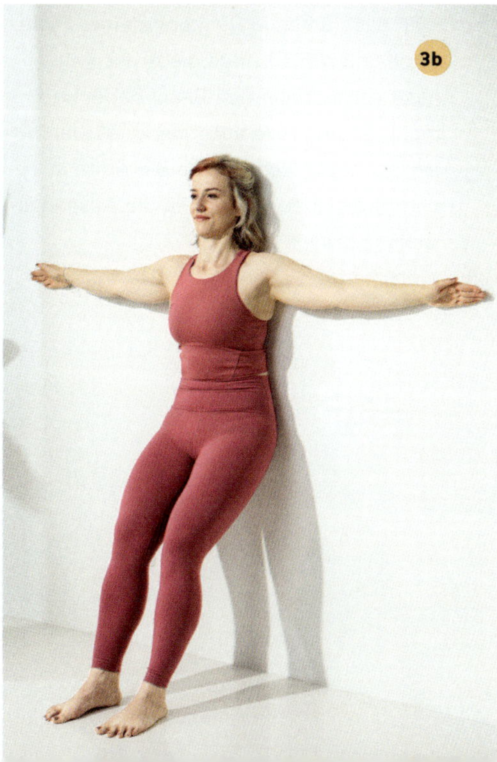
3b

ROWING FROM THE HIPS

1. Stelle dich mit dem Rücken an die Wand. Füße sind parallel und maximal hüftbreit geöffnet, knapp zwei Fußlängen von der Wand entfernt. Rutsche mit dem Oberkörper so weit nach unten, dass deine Beine etwas gebeugt sind. Die Wirbelsäule und die Schultern bleiben an der Wand. Arme sind am Körper und an der Wand entlang gestreckt.
2. Atme ein und rolle ausatmend den Oberkörper Wirbel für Wirbel so weit ab, wie dein Becken und dein Gesäß an der Wand bleiben können. Gleite dabei mit den Armen nach unten in Richtung deiner Füße.
3. Atme unten ein, bringe die Arme weiter nach vorne, ziehe den Bauchnabel noch mehr ein und rolle ausatmend Wirbel für Wirbel hoch, während du die Arme in einem Kreis über die Seite in die Ausgangsstellung bringst.

→ *Wiederhole die Übung 3- bis 5-mal.*

Wirkung

+ Der Bewegungsradius deiner Schultern wird trainiert, dein Brustkorb geöffnet.
+ Zusätzlich mobilisierst du deine gesamte Wirbelsäule.

Tipp

Ziehe den Bauchnabel die ganze Zeit zur Wirbelsäule, beim Ab- und vor allem beim Aufrollen.
Eventuell kannst du deine Beine leicht beugen, während du abrollst, und wieder leicht strecken, während du aufrollst. Die Knie bleiben aber die ganze Zeit soft. Du kannst für diese Übung auch Hanteln nutzen.

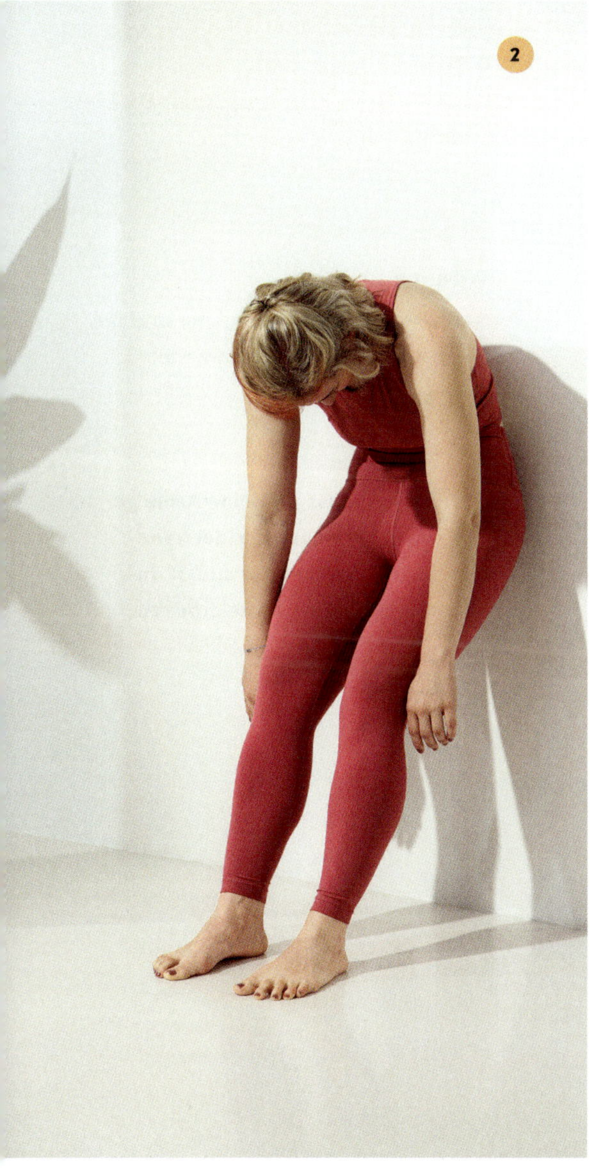
2

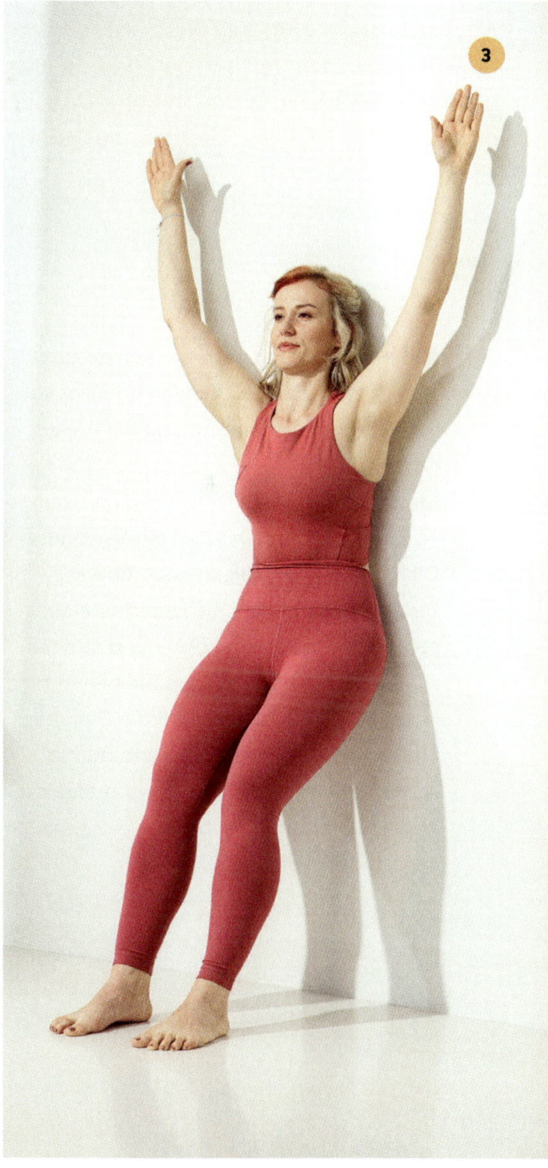
3

Straffe Arme

Wenn du regelmäßig trainierst, wirst du merken, dass durch diese Übungen deine Armmuskeln sanft definiert werden und du allgemein mehr Kraft in den Armen bekommst. Zusätzlich trainierst du bei richtiger Ausführung auch alle anderen Körperpartien. Du kannst für das Workout optional auch Hanteln mit 0,5 bis 1 kg Gewicht nutzen.

90° FRONT

1. Stehe aufrecht mit dem Rücken an der Wand, etwa zwei Fußlängen entfernt von der Wand. Füße sind im Pilates-V. Hals ist lang.
2. Strecke die Arme in Schulterhöhe nach vorne, bis sie parallel zum Boden sind. Die Handflächen zeigen nach oben.
3. Beuge die Arme, bis die Unterarme senkrecht zum Boden sind (90°), und strecke sie wieder. Die Ellenbogen bleiben in einer Linie mit den Schultern und die Schultern bleiben an der Wand, während du die Arme bewegst. Dein Rücken und idealerweise auch dein Kopf bleiben die ganze Zeit an der Wand.

→ *Wiederhole die Übung 4- bis 8-mal.*

Wirkung

+ Deine Arme werden straffer und die Armmuskeln werden sanft definiert.

Tipp

Stell dir vor, dass du deine Arme gegen einen imaginären Widerstand beugst und streckst. So spürst du deutlich, wie deine Arme arbeiten.

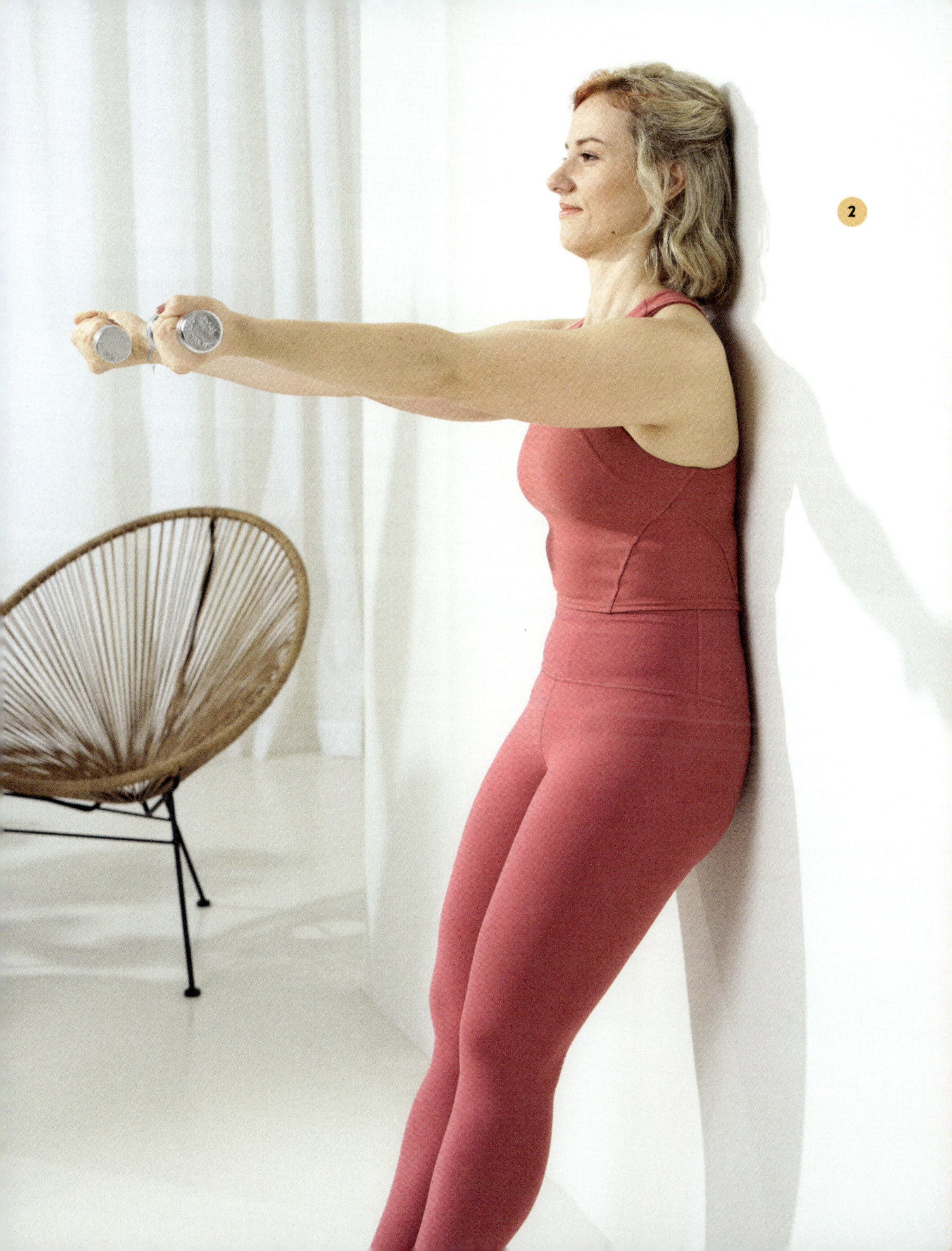

2

90° SIDE

1 Stehe aufrecht mit dem Rücken an der Wand, etwa zwei Fußlängen entfernt von der Wand. Füße sind im Pilates-V. Hals ist lang.

2 Strecke die Arme zur Seite. Die Ellenbogen werden nicht an die Wand gedrückt, sondern haben einen geringen Abstand zur Wand. Die Schultern bleiben die ganze Zeit an der Wand.

3 Beuge die Arme, bis die Unterarme senkrecht zum Boden sind (90°) und strecke sie wieder. Die Ellenbogen bleiben in einer Linie mit den Schultern und die Schultern bleiben an der Wand, während du die Arme bewegst. Dein Rücken und idealerweise auch dein Kopf bleiben die ganze Zeit an der Wand. Achte darauf, dass deine Beinmuskulatur auch arbeitet. Du hängst nicht in deinen Beinen durch, sondern drückst die Fersen und Beininnenseiten leicht zusammen.

→ *Wiederhole die Übung 4- bis 8-mal.*

Wirkung

+ Deine Arme werden straffer und die Armmuskeln werden sanft definiert.
+ Zusätzlich öffnest du deinen Brustkorb.

Tipp

Drücke dein Brustbein und deine Schultern sanft gegen die Wand. Du sollst eine schöne Öffnung im Brustkorb spüren. Stell dir auch hier vor, dass du deine Arme gegen einen imaginären Widerstand beugst und streckst.

Im Pilates gilt:
Qualität vor Quantität.
Immer.

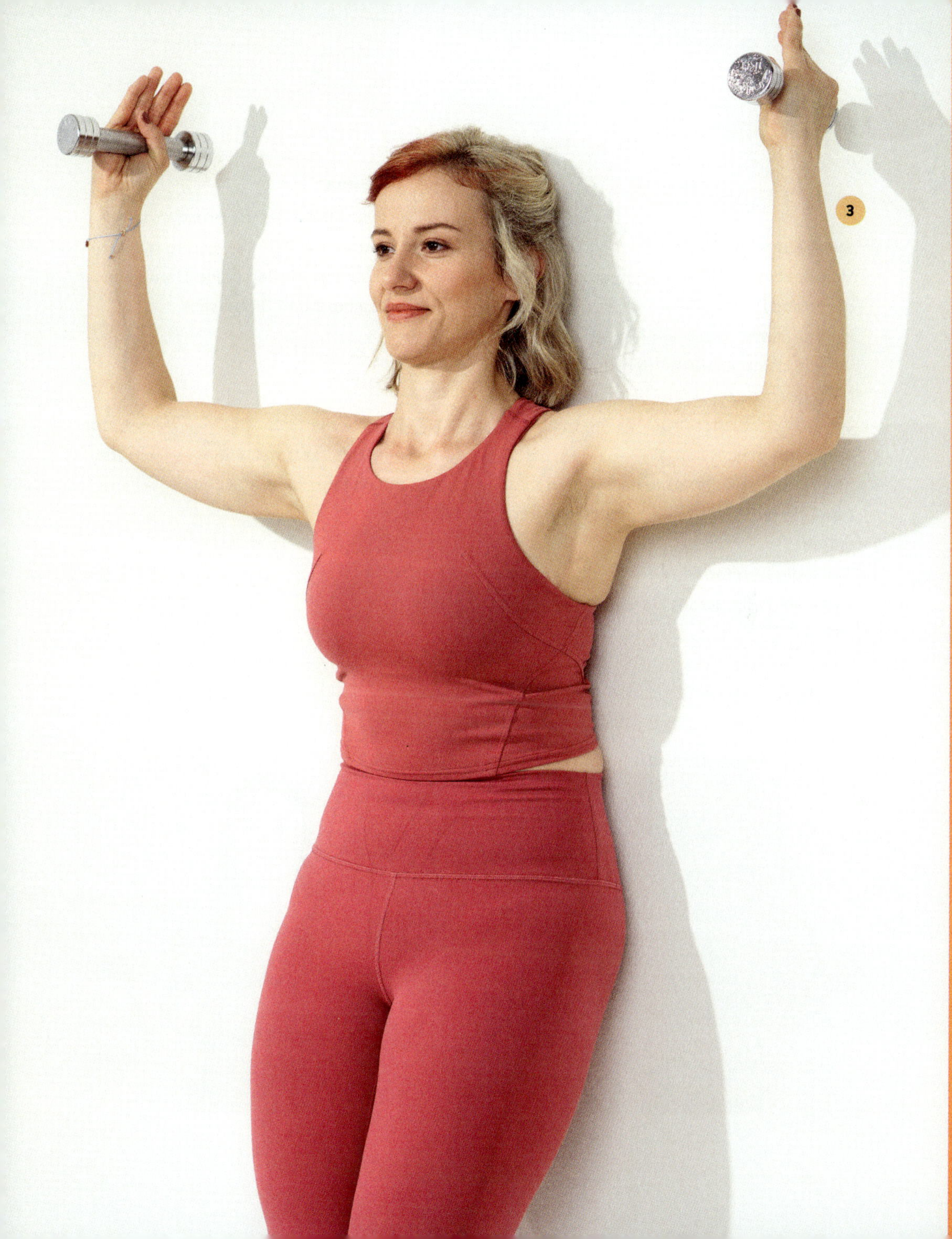

3

LOW CURLS

1 Stehe aufrecht mit dem Rücken an der Wand, etwa zwei Fußlängen entfernt von der Wand. Füße sind im Pilates-V. Hals ist lang. Arme liegen am Körper an.
2 Winkle deine Arme mit den Handflächen nach oben zeigend an. Die Ellenbogen sind ganz nah am Körper. Mach mit beiden Händen eine Faust.
3 Strecke deine Unterarme nach unten und bewege deine Fäuste im Handgelenk nach außen.
4 Ziehe die Unterarme wieder hoch und bewege deine Fäuste im Handgelenk nach innen.

→ *Wiederhole die Übung 4- bis 8-mal.*

Wirkung

+ Du öffnest deinen Brustkorb und durch die Drehbewegung mit den Fäusten werden deine Handgelenke trainiert und mobilisiert.

Tipp

Drücke die Ellenbogen an deinen Körper. Das lässt deine innere Oberarmmuskulatur besser arbeiten.

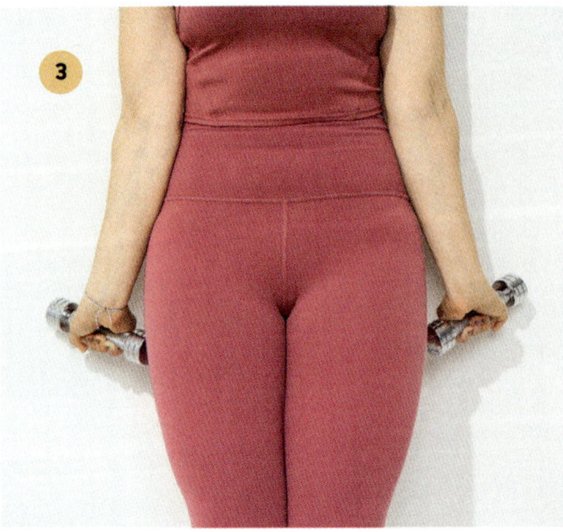

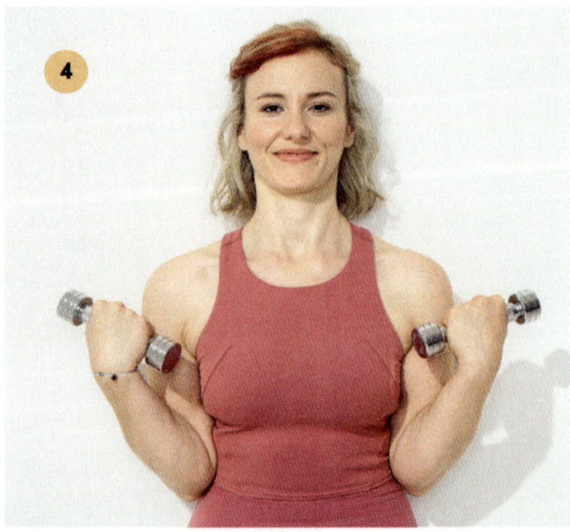

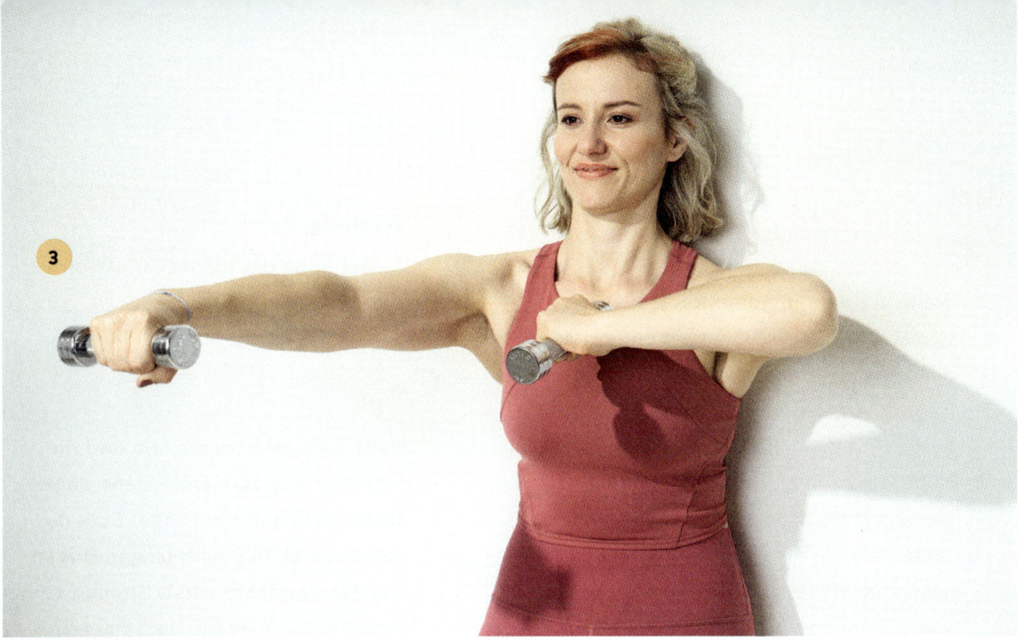

3

BOXING

1 Stehe aufrecht mit dem Rücken an der Wand, etwa zwei Fußlängen entfernt von der Wand. Füße sind im Pilates-V. Hals ist lang.

2 Hebe deine Arme in Schulterhöhe hoch und bringe die Fäuste vor die Brust, die Handrücken sind zusammen. Die Ellenbogen zeigen nach außen.

3 Strecke den rechten Arm nach vorne aus und beuge ihn wieder. Mache das Gleiche mit dem linken Arm und wechsle immer wieder die Seiten ab.

→ *Wiederhole die Übung 6- bis 8-mal.*

Wirkung

+ Die Muskeln unter deinen Schulterblättern werden angesprochen. Das hilft dir vor allem dabei, eine bessere und aufrechte Haltung zu bekommen.

Tipp

Halte die Ellenbogen in einer Linie mit den Schultern. Den Rücken und idealerweise den Kopf hältst du an der Wand.

SIDE BENDS

1 Stehe aufrecht mit dem Rücken an der Wand, etwa zwei Fußlängen entfernt von der Wand. Füße sind im Pilates-V. Hals ist lang. Arme sind am Körper entlang gestreckt.

2 Hebe deinen rechten Arm nach oben zur Decke mit der Handfläche nach innen. Dehne deinen Arm und Oberkörper nach links und wieder zurück. Wechsle die Arme. Achte darauf, dass deine Hüfte währenddessen stabil bleibt. Ziehe die Schultern und Rippen gegen die Wand.

→ *Wiederhole die Übung 3- bis 4-mal.*

Wirkung

+ Dehnung der Flanken und Formung der Taille.

Tipp

Halte den gehobenen Arm und die Schulter weg vom Ohr. Ziehe deine Taille gefühlt in die Länge. Stell dir vor, dass du in einem langen Bogen zur Seite gedehnt wirst. Strecke deine Fingerspitzen. Wenn du Schultern und untere Rippen gleichzeitig (noch) nicht gegen die Wand halten kannst, dann konzentriere dich darauf, zumindest die Rippen gegen die Wand zu ziehen.

Die Wand ist ein tolles Trainingsgerät und zeigt dir wie kein anderes, wie (weit) du dich bewegst.

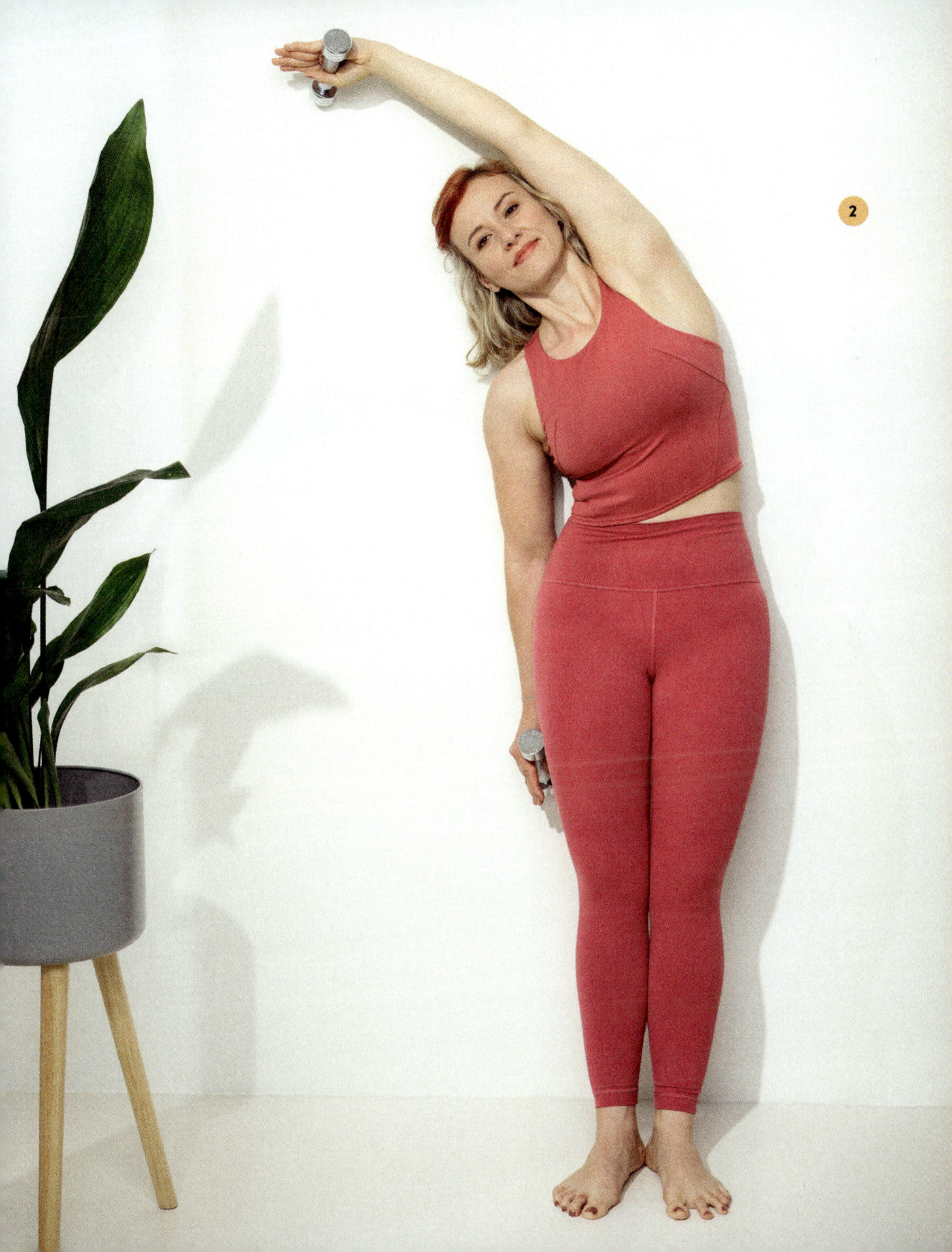

2

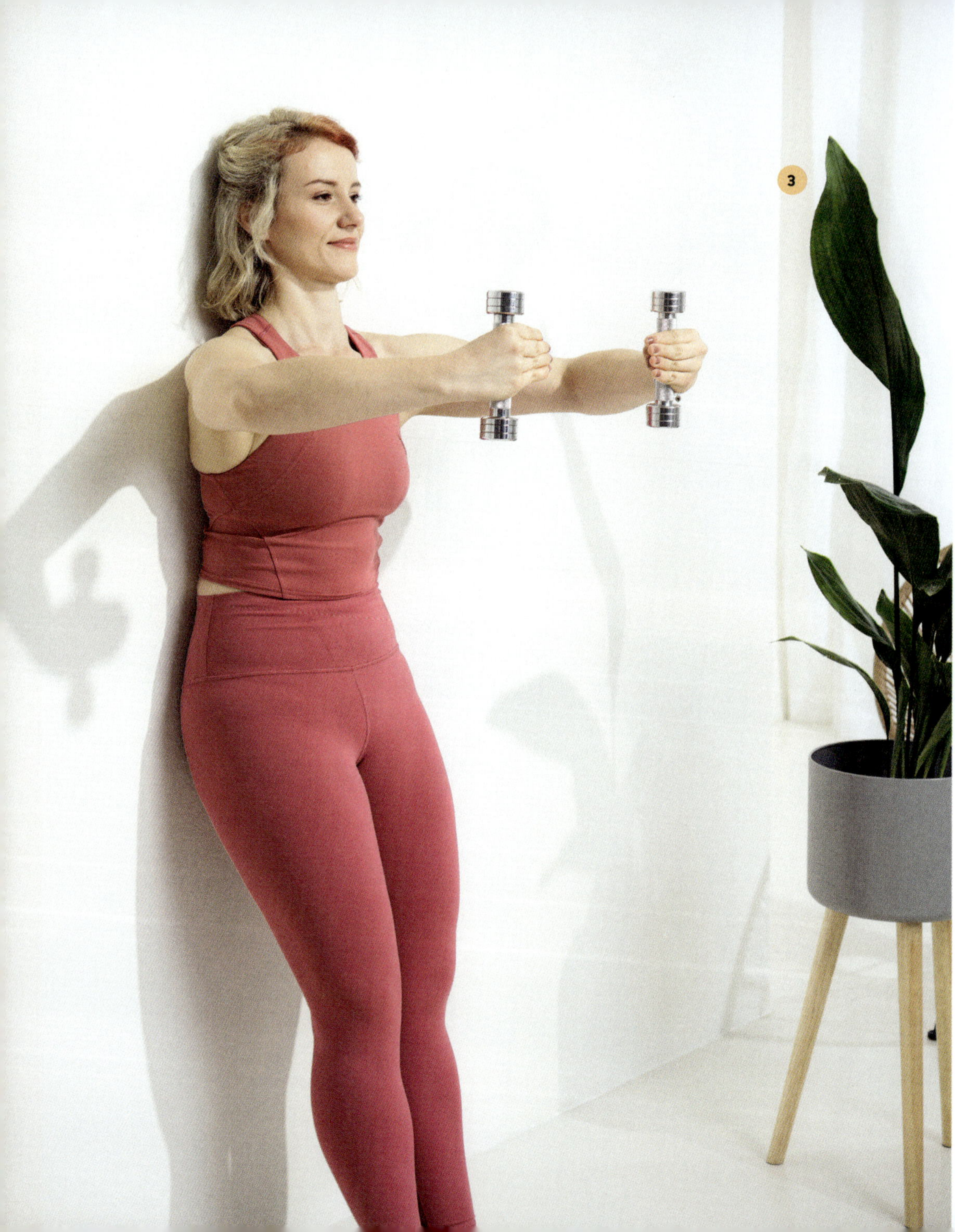
3

THE HUG

1 Stehe aufrecht mit dem Rücken an der Wand, etwa zwei Fußlängen entfernt von der Wand. Füße sind im Pilates-V. Hals ist lang.
2 Hebe deine Arme nach oben vor die Brust und bringe die Fingerspitzen zusammen. Es ist, als wenn du einen großen Ball umfassen und umarmen würdest.
3 Öffne die gerundeten Arme in einer Linie im Blickfeld zur Seite und bringe sie wieder zusammen. Während du die Arme öffnest, ziehst du die Schulterblätter hinten zueinander.
4 Unterstütze die Übung mit Beinarbeit: Drücke die Beininnenseiten zusammen, aktiviere die Gesäßmuskulatur und ziehe einen imaginären Reißverschluss von unten nach oben.

→ *Wiederhole die Übung 5- bis 8-mal.*

Wirkung

+ Dein Brustkorb wird geöffnet und deine Armmuskeln werden definiert.

Tipp

Ziehe deine Schultern zurück, während sich deine Arme öffnen und schließen. Arbeite auch hier mit einem imaginären Widerstand.

ZIP-UP

1 Stehe aufrecht mit dem Rücken an der Wand, etwa zwei Fußlängen entfernt von der Wand. Füße sind im Pilates-V. Hals ist lang.
2 Arme sind nach unten vor die Hüften gestreckt, Hände zu Fäusten geballt, Handrücken zeigen nach vorne.
3 Ziehe die Fäuste zur Brust hoch. Die Ellenbogen führen die Bewegung. Anschließend führen die Fäuste die Bewegung und werden wieder nach unten vor die Hüften gebracht. Denk dir einen imaginären Widerstand, gegen den du die Arme und Fäuste arbeiten lässt.
4 Halte deinen Brustkorb geöffnet und verankere die Schulterblätter an der Wand.

→ *Wiederhole die Übung 2- bis 4-mal.*

Wirkung

+ Deine Arme werden straffer und die Armmuskeln sanft definiert.

Tipp

Die Ellenbogen bleiben leicht nach außen geneigt, nicht in einer Linie mit den Schultern. Nur so kannst du während der Übung die Schultern unten, weg von den Ohren, halten. Führe die Arme nur so weit hoch, wie du die Schultern unten halten kannst.

Jede Pilates-Übung trainiert den ganzen Körper, auch wenn dabei eine Körperregion fokussiert wird.

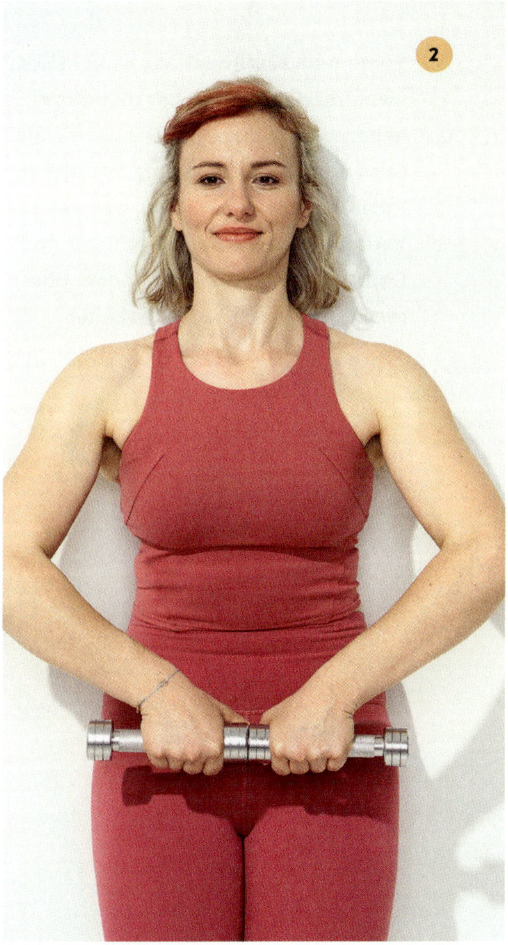
2

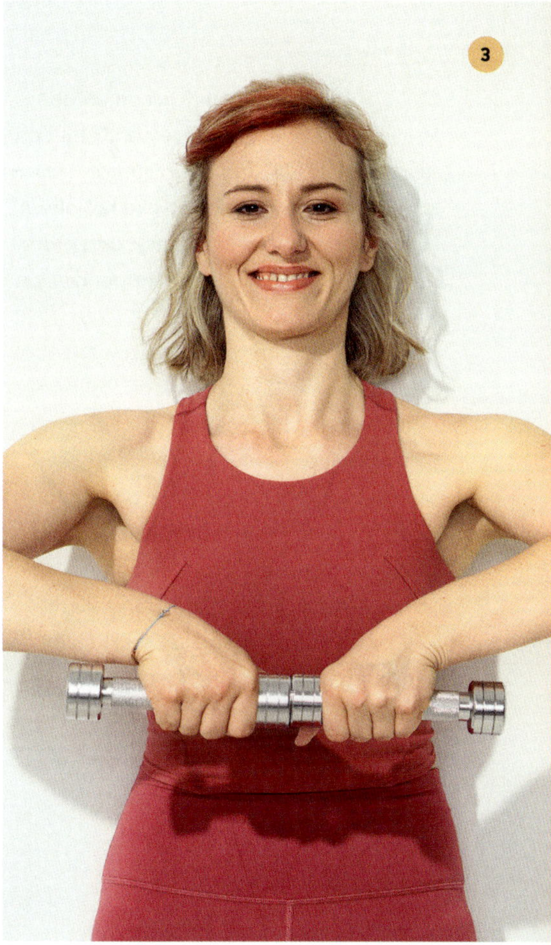
3

SHAVING

1. Stehe aufrecht mit dem Rücken an der Wand, etwa zwei Fußlängen entfernt von der Wand. Füße sind im Pilates-V. Hals ist lang. Dein Oberkörper und die Schultern sind leicht nach vorne geneigt und berühren die Wand nicht. Deine Rippen ziehen Richtung Wand.
2. Bringe die Hände mit geöffneten Ellenbogen nach oben über den Kopf, Zeigefinger und Daumen sind zusammen, die Handflächen zeigen nach vorne.
3. Strecke ausatmend die Unterarme nach oben und beuge sie einatmend wieder. Ziehe die Schulterblätter leicht nach unten. Übe mit gedachtem Widerstand. Achte auch darauf, dass deine Oberschenkelinnenseiten arbeiten: Drücke die Fersen zusammen und die Füße in den Boden.

→ *Wiederhole die Übung 2- bis 4-mal.*

Wirkung

+ Deine Armmuskeln werden sanft definiert, deine Schulterblätter stabilisiert.
+ Dein oberer Rücken wird gestärkt.

Tipp

Sollte dein Kopf nach vorne kommen, wenn du die Hände über dem Kopf hältst, dann bringe die Hände vor die Stirn und führe die Übung aus dieser Position heraus aus. Egal, bei welcher Variante: Drücke die Zeigefinger und Daumen zusammen, damit dein oberer Rücken noch besser arbeitet.

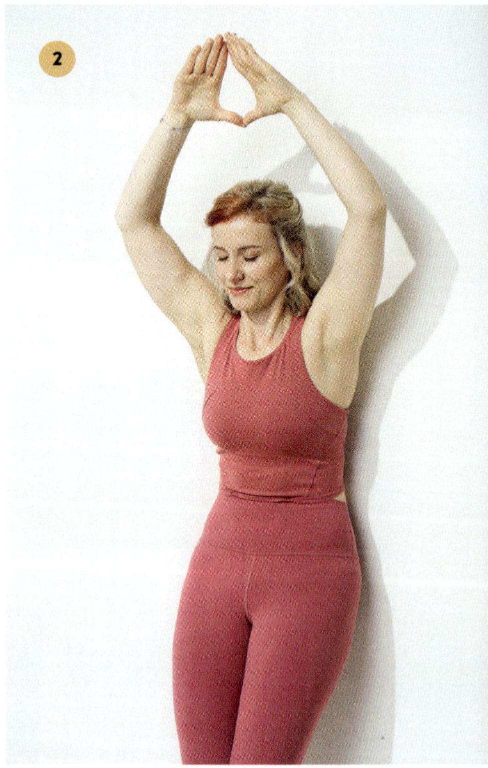

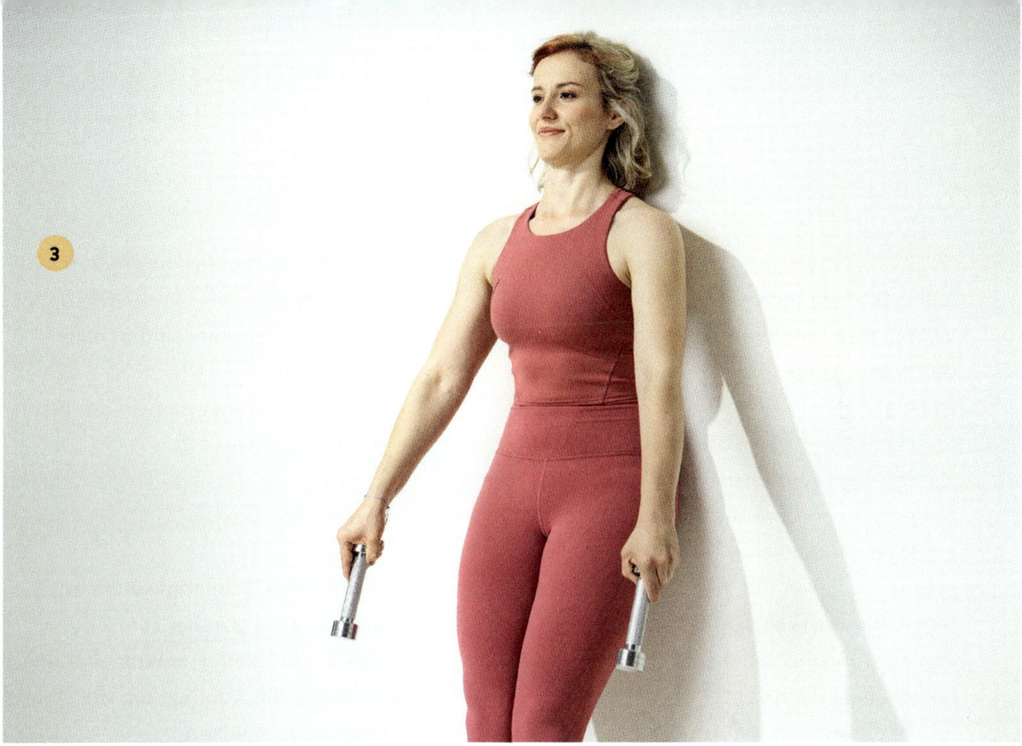

SPARKLERS

1 Stehe aufrecht mit dem Rücken an der Wand, etwa zwei Fußlängen entfernt von der Wand. Füße sind im Pilates-V. Hals ist lang.
2 Strecke die Arme nach vorne vor die Hüften.
3 Beginne kleine Kreise mit den Armen zu zeichnen, kreise einatmend nach innen und ausatmend nach außen, in jede Richtung 5-mal.

→ *Wiederhole die Übung 1- bis 2-mal*

Wirkung

+ Definiert die Arme und öffnet den Brustkorb.

Tipp

Mache die Kreise nicht zu groß. Ziehe dabei die Schultern und die Rippen gegen die Wand.

CHEST EXPANSION

1. Stehe aufrecht mit dem Rücken an der Wand, etwa zwei Fußlängen entfernt von der Wand. Füße sind im Pilates-V. Hals ist lang.
2. Strecke die Arme in Schulterhöhe mit den Handflächen zum Boden aus.
3. Atme ein, und führe die Arme gegen einen gefühlten Widerstand nach hinten und drücke sie gegen die Wand, halte die Schultern weit weg von den Ohren. Drehe den Kopf in einer Linie zur rechten und zur linken Seite, dann zurück zur Mitte, und bringe ausatmend die Arme in die Ausgangsposition.
4. Wiederhole die Übung und drehe dabei den Kopf erst zur linken, dann zur rechten Seite. Wenn du die Arme nach hinten streckst, drückst du vor allem die Oberarme gegen die Wand.

→ *Wiederhole die Übung 2- bis 4-mal pro Seite.*

Wirkung

+ Die Übung mobilisiert die Rumpfmuskulatur.
+ Sie dehnt Nacken- und Schultermuskulatur.
+ Außerdem öffnet sie (wie der Name sagt) den Brustkorb.

Tipp

Spanne deine Beininnenseiten an. Halte das Kinn parallel zum Boden. Achte darauf, kein Hohlkreuz zu bilden. Nutze die Atmung, um die Übung effizienter zu machen.

Eine meiner Lieblingsübungen, um sich freier zu fühlen und besser zu atmen.

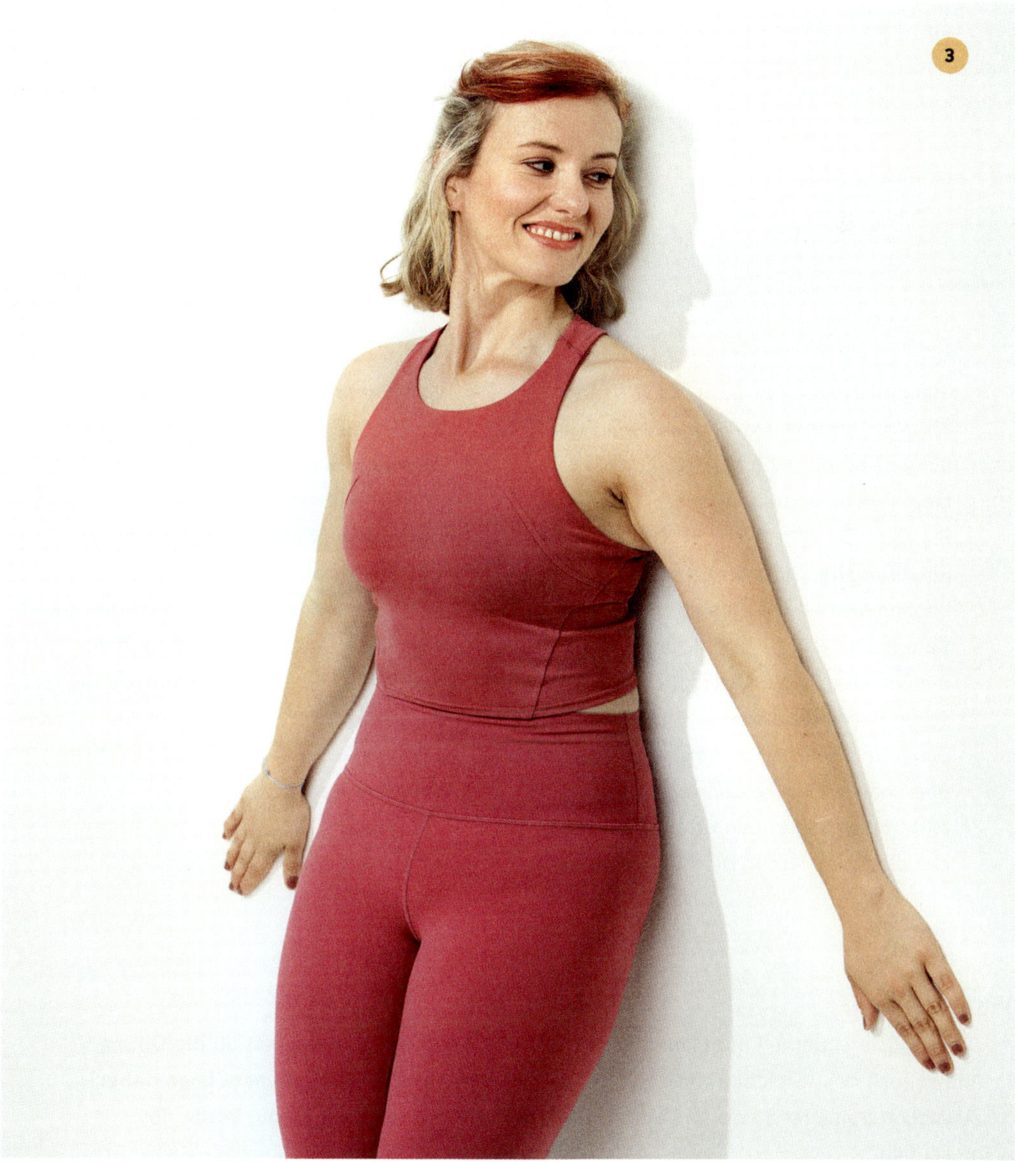
3

Mehr Stabilität und Balance

Sich leicht im eigenen Körper fühlen und sich auch mit Leichtigkeit bewegen, das Gleichgewicht halten und stabil sein beim Laufen, Treppen steigen, Tanzen, Wandern oder Ski fahren: All das wünschen sich viele. Dank der folgenden Übungen merkst du bei regelmäßiger Praxis schon in kurzer Zeit, wie sich deine Balance und Stabilität verbessern.

STANDING FOOTWORK

1. Stelle dich mit dem Gesicht zur Wand. Füße sind im Pilates-V, etwa zwei Fußlängen von der Wand entfernt. Hals ist lang, Powerhouse ist aktiv.
2. Platziere die Hände an der Wand, unterhalb deiner Schultern. Deine Arme können leicht gebeugt sein.
3. Komme auf die Zehenspitzen, drücke die Fersen und die Oberschenkelinnenseiten dabei zusammen.
4. Beuge die Knie, während du die Fersen oben hältst. Drücke dann die Fersen zusammen und in den Boden und strecke die Beine, um in die Ausgangsposition zu kommen. Während du die Knie beugst, ziehe das Steißbein gefühlt Richtung Boden, verlängere dich im unteren Rücken.
5. Danach wechselst du die Richtung: Beuge die Knie, hebe die Fersen hoch, strecke die Beine, während du die Fersen oben hältst, und stelle sie dann wieder auf den Boden. Wenn du die Fersen anhebst, stelle dir vor, du ziehst sie zum Gesäß hoch. Becken und Gesäß bewegen sich nicht.

→ *Wiederhole die Übung je Richtung 4- bis 6-mal.*

Wirkung

+ Du stabilisierst deine Fußgelenke und schulst dein Gleichgewicht.
+ Zusätzlich trainierst du deine Beinmuskulatur.

Tipp

Als Steigerung kannst du die Übung auf einem Bein machen: Lege dabei den freien Fuß an die Wade des Standbeins.

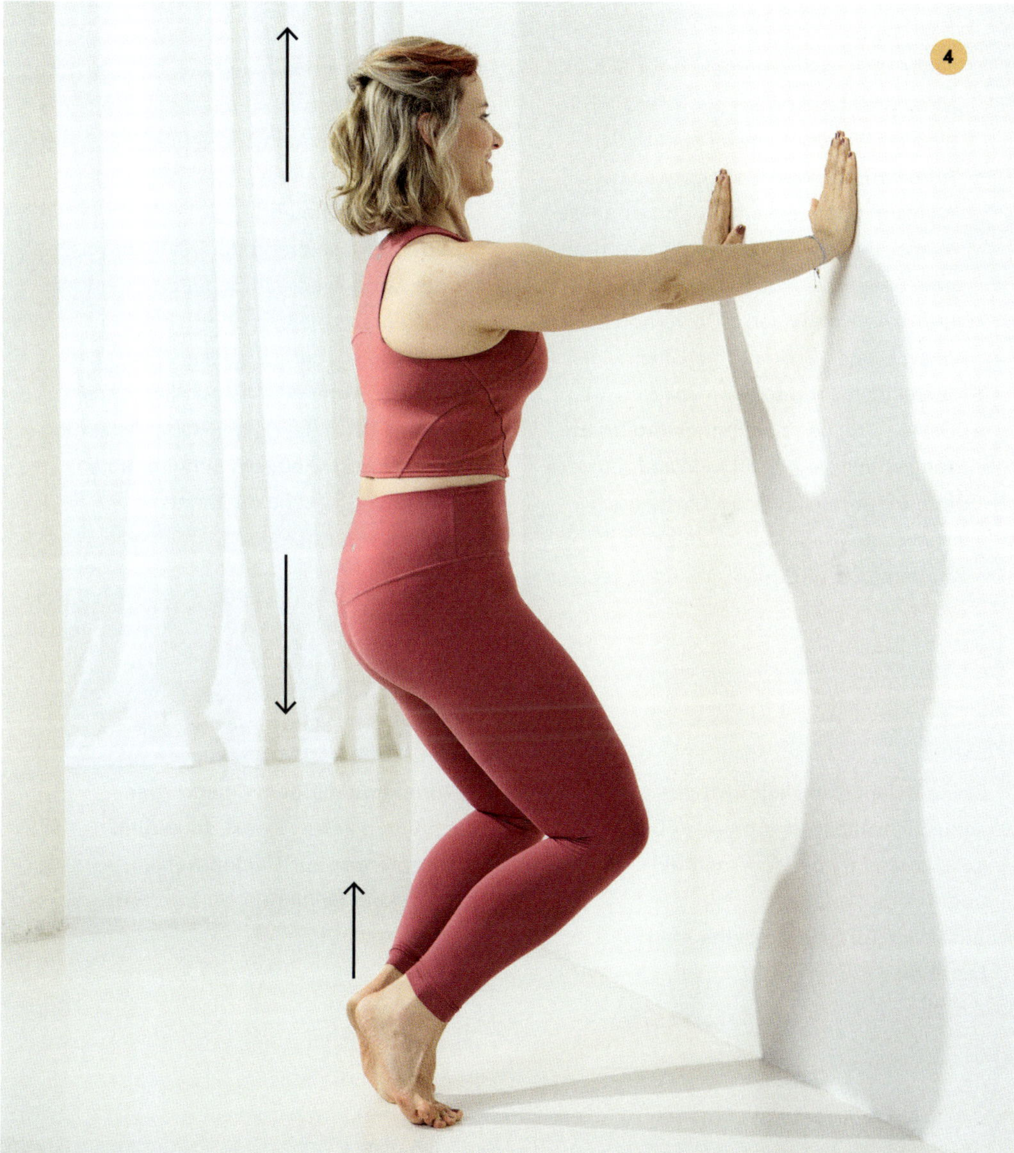
4

CENTERING

1 Stelle dich mit dem Rücken zur Wand, ohne direkten Kontakt zur Wand. Füße sind im Pilates-V, etwa faustbreit entfernt von der Wand. Du denkst, du stehst mit dem gesamten Körper an der Wand. Fersen, Rücken, Kopf berühren eine imaginäre Wand. Du bist komplett aufrecht. Hals ist lang, Powerhouse ist aktiv, Pilates-Box wird gehalten.

2 Stelle dich auf die Zehenspitzen, die Fersen drücken zusammen und berühren gefühlt die gedachte Wand. Strecke nun die Arme in Schulterhöhe nach vorne aus, Handflächen zeigen zum Boden.

3 Beuge einatmend die Knie, rutsche mit dem Oberkörper an der gedachten Wand nach unten und drücke dann die Arme gegen einen gedachten Widerstand nach unten.

4 Strecke ausatmend die Beine und hebe die Arme wieder in Schulterhöhe hoch. Die Fersen bleiben oben.

5 Führe die Übung umgekehrt aus: Drücke die Arme einatmend nach unten, beuge dann die Beine. Hebe die Arme ausatmend wieder in Schulterhöhe hoch und strecke die Beine.

→ *Wiederhole die Übung nach oben und unten je 3- bis 5-mal.*

Wirkung

+ Deine Balancefähigkeit wird geschult. Du stabilisierst deine Fußgelenke und trainierst deine Bein- und Armmuskulatur.
+ Zusätzlich förderst du deine Atemkapazität.

Tipp

Während du mit dem Oberkörper nach unten gehst, ziehst du gefühlt die Kopfkrone zur Decke. Achte darauf, kein Hohlkreuz zu machen.

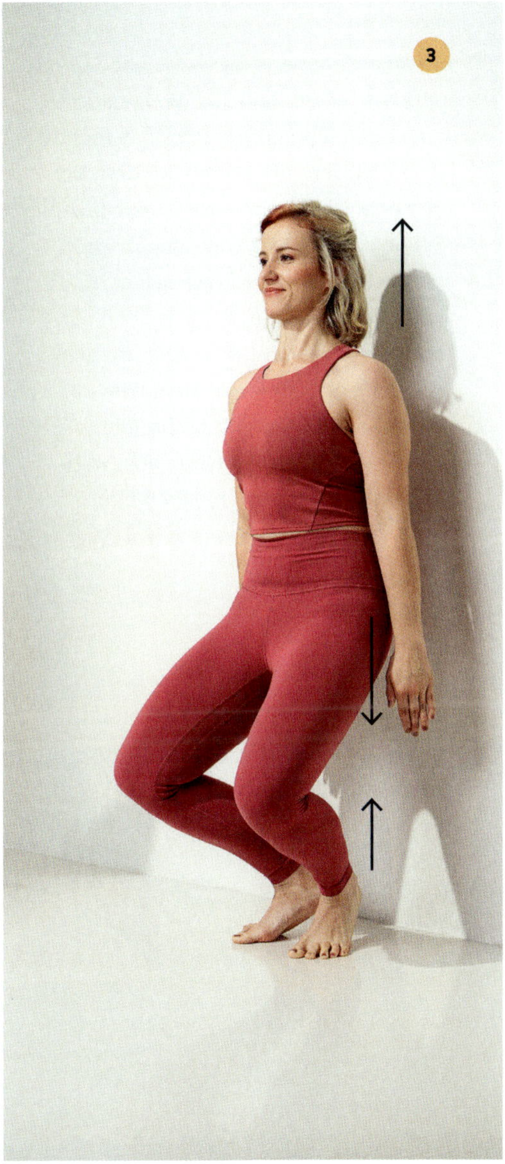
3

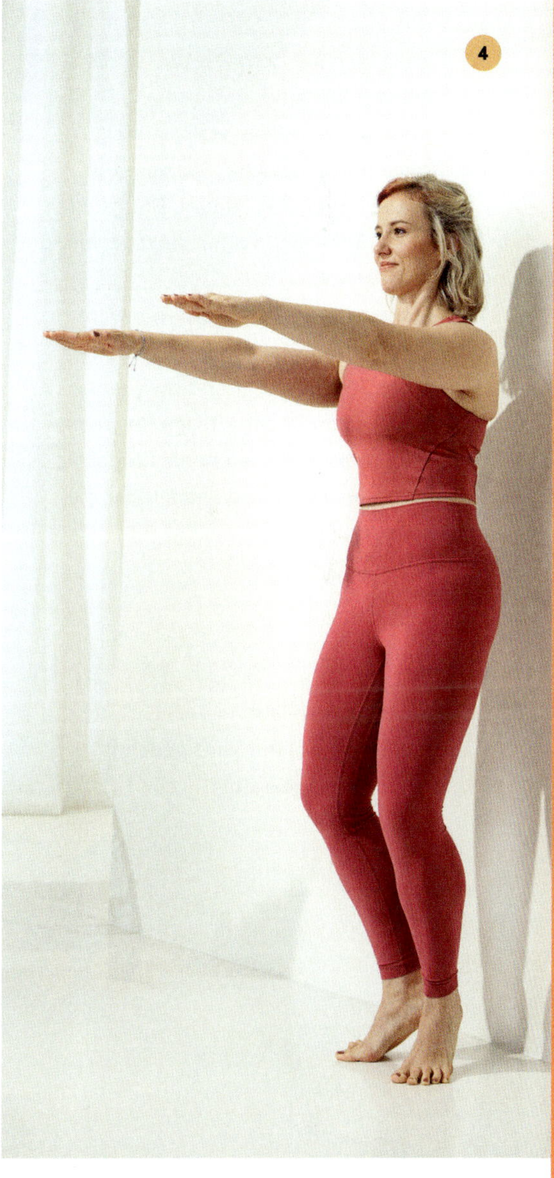
4

FRONT SPLIT

1 Stelle dich mit dem Rücken an die Wand. Füße sind im Pilates-V, Fersen direkt an der Wand. Hals ist lang, Powerhouse ist aktiv. Platziere die Hände auf deinen Hüften. Bringe das rechte Bein nach vorne, stelle es leicht gebeugt auf.

2 Lehne dich mit dem Körpergewicht nach vorne, halte das linke Bein die ganze Zeit gestreckt und drücke die Ferse in den Boden. Beuge das rechte Bein etwas mehr, leicht nachfedernd, strecke es leicht und wiederhole die Bewegung 3-mal.

3 Strecke einatmend die Arme nach oben und das rechte Bein aus. Beuge ausatmend den Oberkörper über das rechte Bein. Platziere die Hände auf dem Boden oder dem Bein. Kopf ist entspannt. Schultern sind weg von den Ohren.

4 Atme ein. Nutze die Powerhouse-Kraft, um ausatmend wieder nach oben aufzurollen. Du kannst dich auch mit den Händen am Bein etwas abstützen.

5 Wechsle die Seiten und führe die Übung mit dem linken Bein aus, während das rechte Bein hinten bleibt.

→ *Wiederhole die Übung 3- bis 5-mal.*

Wirkung

+ Du gewinnst Stabilität.
+ Deine Beinmuskulatur wird gedehnt und gleichzeitig gekräftigt.

Tipp

Achte darauf, dein Becken nicht nach vorne zu schieben und ins Hohlkreuz zu kommen, während du den Oberkörper nach vorne lehnst.

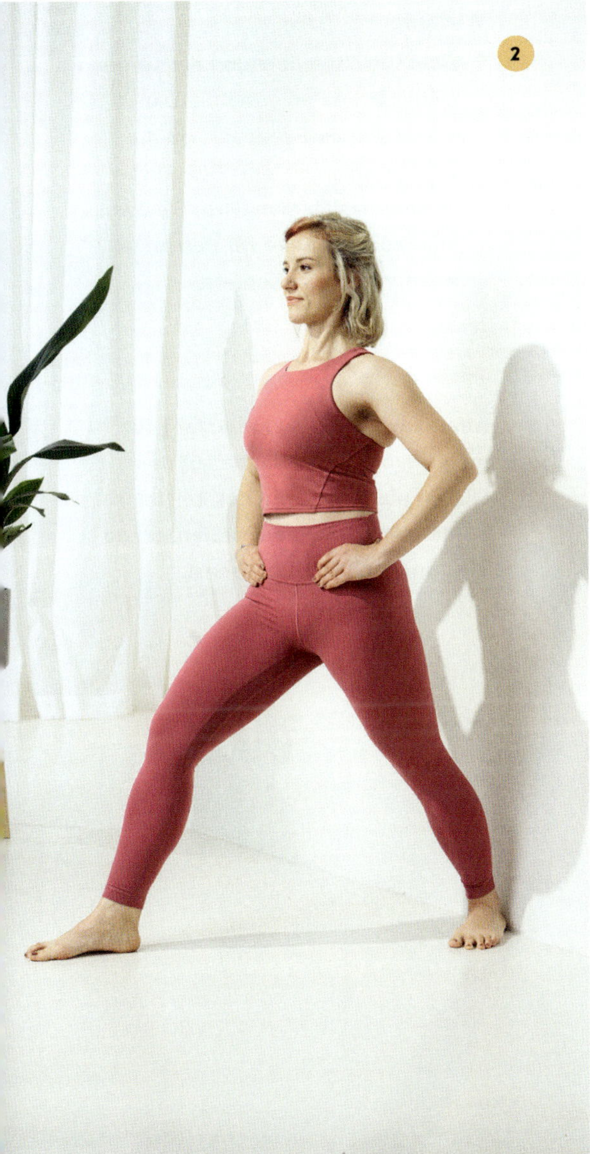
2

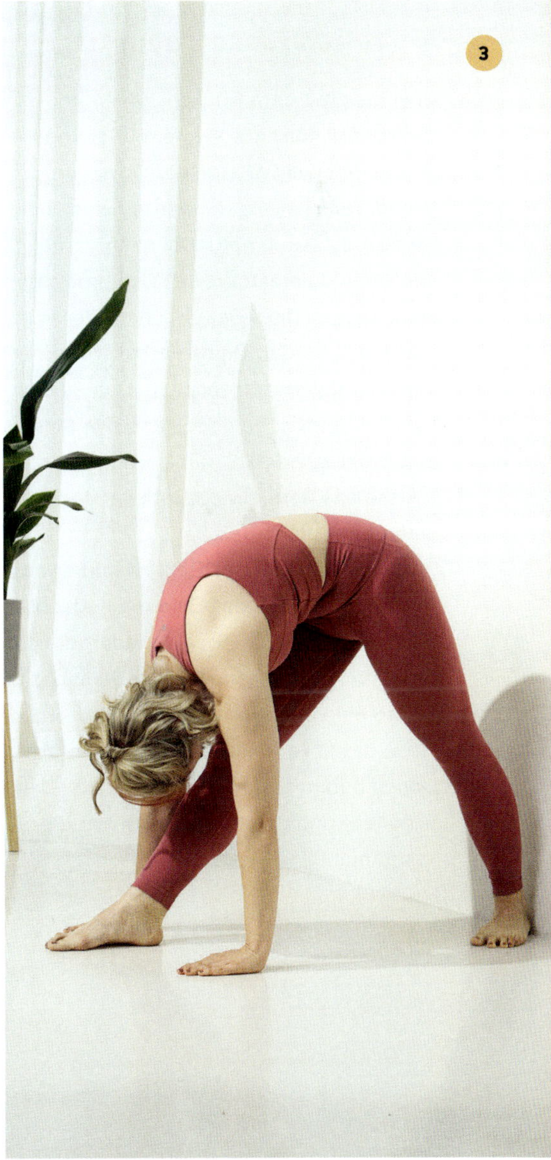
3

LEG PRESS DOWN

1. Stell dich mit dem Rücken zur Wand, ohne direkten Kontakt zur Wand. Füße sind im Pilates-V, etwa faustbreit entfernt von der Wand. Hals ist lang, Powerhouse ist aktiv.
2. Strecke die Arme gerundet nach vorne, wie wenn du einen großen Ball umarmst.
3. Hebe dein rechtes Bein hoch, in der Hüfte leicht ausgedreht. Deine Ferse ist in einer Linie mit deiner Nasenspitze. Das Becken bleibt möglichst gerade. Hebe das Bein also nicht zu hoch.
4. Drücke das Bein mit gedachtem Widerstand nach unten und halte die Position 2 bis 3 Sekunden. Das Bein ist immer noch in der Luft. Bringe das Bein mit gedachtem Widerstand wieder hoch. Wiederhole die Bewegung 3- bis 4-mal. Setze dann das rechte Bein ab.
5. Hebe das linke Bein hoch und führe die Übung nun mit dem linken Bein aus. Deine Schultern und das Gesäß berühren die Wand nicht.

→ *Wiederhole die Übung 3- bis 4-mal mit jedem Bein.*

Wirkung

+ Dein Gleichgewicht und die Körperstabilität werden geschult. Die Wand gibt dir Feedback, ob du zum Beispiel mit dem Oberkörper zu sehr nach hinten fällst. Sie dient aber auch als Hilfe zur besseren Ausrichtung des Körpers.

Tipp

Alternativ kannst du am Anfang für mehr Stabilität die Hände auf den Hüften platzieren. Mit der Zeit kannst du dann immer wieder prüfen, ob du die Arme oben halten kannst.

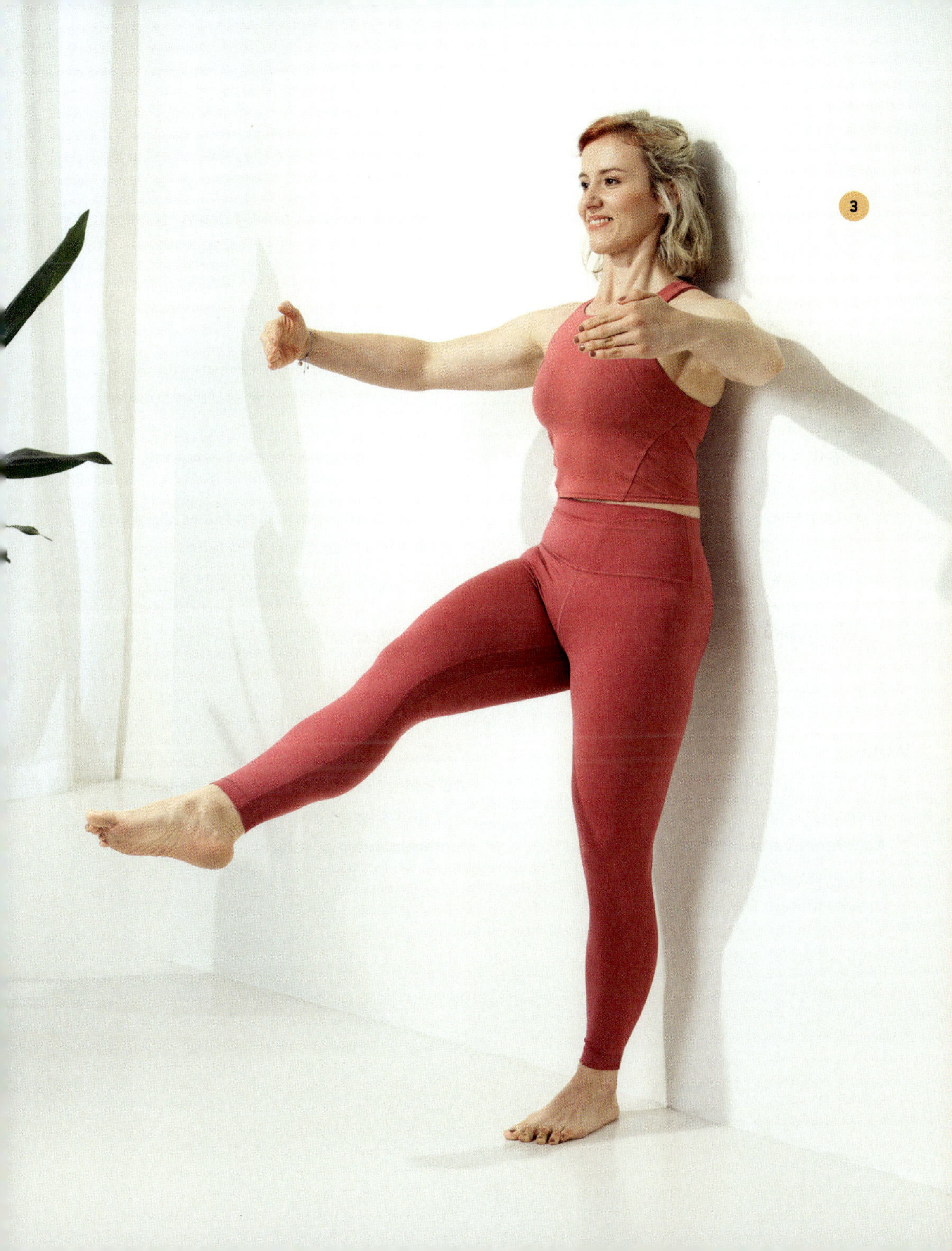

3

THE STAR

1. Stelle dich seitlich mit etwas Abstand zur Wand. Füße sind im Pilates-V. Powerhouse ist aktiv. Hals ist lang. Strecke den Arm, der zur Wand zeigt, aus und platziere die Hand etwa in Schulterhöhe an der Wand. Gehe dann noch etwas von der Wand weg, sodass dein Körper in einem leichten Winkel nach außen steht. Der andere Arm ist am Körper entlang gestreckt, Handfläche drückt leicht gegen den Oberschenkel.
2. Strecke gleichzeitig den Arm, der am Körper ist, und das äußere Bein zur Seite aus und bringe sie wieder zurück. Wiederhole die Bewegung 3- bis 5-mal.
3. Strecke nun gleichzeitig den Arm, der am Körper ist, und das äußere Bein nach vorne aus und bringe sie wieder zurück. Wiederhole die Bewegung 3- bis 5-mal.
4. Strecke gleichzeitig den Arm, der am Körper ist, nach vorne und das äußere Bein nach hinten, und bringe sie wieder zurück. Wiederhole die Bewegung 3- bis 5-mal.
5. Drehe dich anschließend über die Mitte auf die andere Seite und führe die Übung auf der anderen Seite aus.

→ *Wiederhole die Übung 3- bis 5-mal pro Seite.*

Wirkung

+ Du lernst, deinen Rumpf stabil zu halten.
+ Außerdem verbesserst du deine Koordination und Balancefähigkeit und schulst deinen Gleichgewichtssinn.

Tipp

Du kannst die Bewegungen in Punkt 2, 3 und 4 kombinieren und einmal hintereinander ausführen.

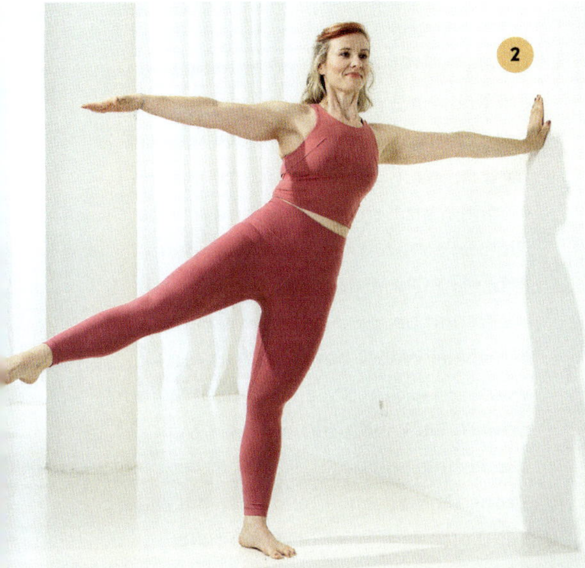
2

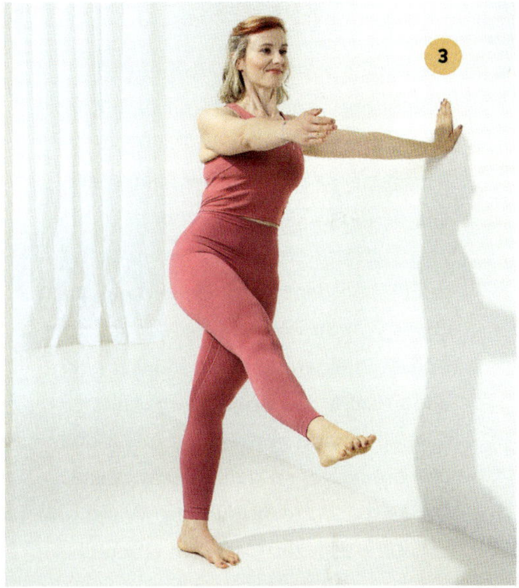
3

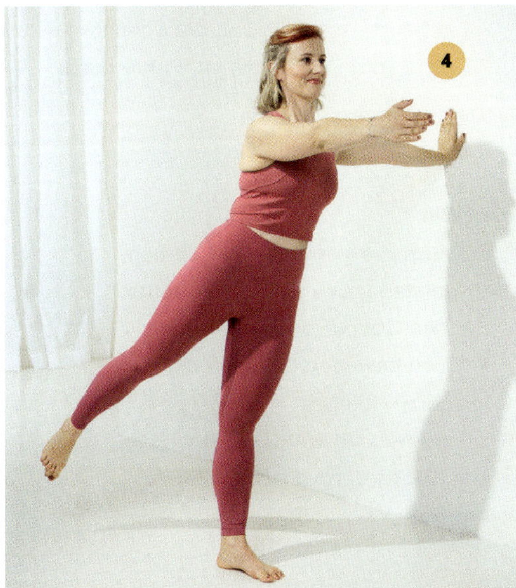
4

SIDE BEND

1. Stelle dich wie bei der vorherigen Übung The Star seitlich mit dem Körper zur Wand. Füße sind im Pilates-V. Powerhouse ist aktiv. Hals ist lang. Strecke den Arm, der zur Wand zeigt, aus und platziere die Hand etwa in Schulterhöhe an der Wand. Gehe dann noch etwas von der Wand weg, sodass dein Körper in einem leichten Winkel nach außen steht. Der andere Arm ist am Körper entlang gestreckt, die Handfläche drückt gegen den Oberschenkel.
2. Beuge die Hüfte in Richtung Wand und schaue dabei zur Hand am Oberschenkel. Der Arm an der Wand wird nicht gebeugt. Achte darauf, die Schulter nicht zum Ohr zu ziehen. Führe diese Bewegung 3-mal aus und komme wieder in die Ausgangsposition zurück.
3. Strecke anschließend den Arm, der am Bein ist, nach oben aus und bringe ihn in einem großen Bogen über die Seite Richtung Wand. Halte den Arm möglichst am Ohr. Bringe ihn wieder nach unten und beuge die Hüften erneut 3-mal zur Wand, bevor du den Arm wieder in einem Bogen Richtung Wand bringst. Du kannst das ein paar Mal wiederholen.
4. Drehe dich anschließend über die Mitte auf die andere Seite und führe die Übung mit dem anderen Arm aus.

→ *Wiederhole die Übung 3- bis 5-mal pro Seite.*

Wirkung

+ Du nutzt die Wand und durch den Widerstand, den sie dir gibt, lernst du, den Oberkörper aus eigener Kraft zu bewegen, ohne an der Wand zu »hängen«.
+ Du dehnst und kräftigst deine Flanken und förderst die Stabilität deines Rumpfs.

Tipp

Schließe die Rippen, lasse sie nicht nach außen ploppen. Der Bauchnabel wird nach innen und oben gezogen. Falls die Übung für dein Handgelenk unangenehm sein sollte, fange mit weniger Wiederholungen an.

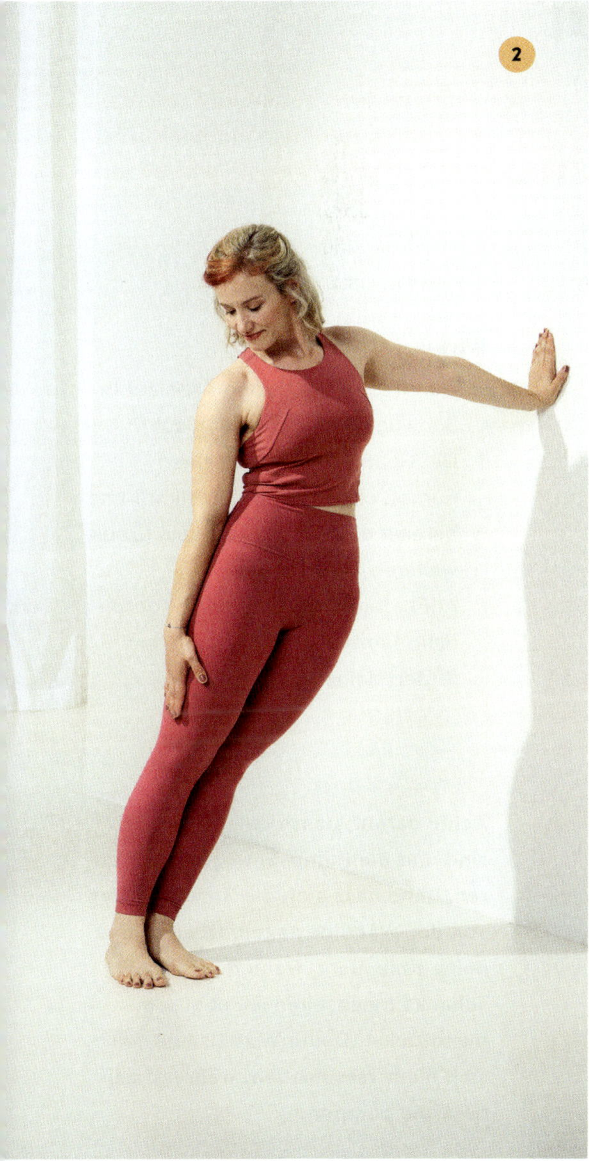
2

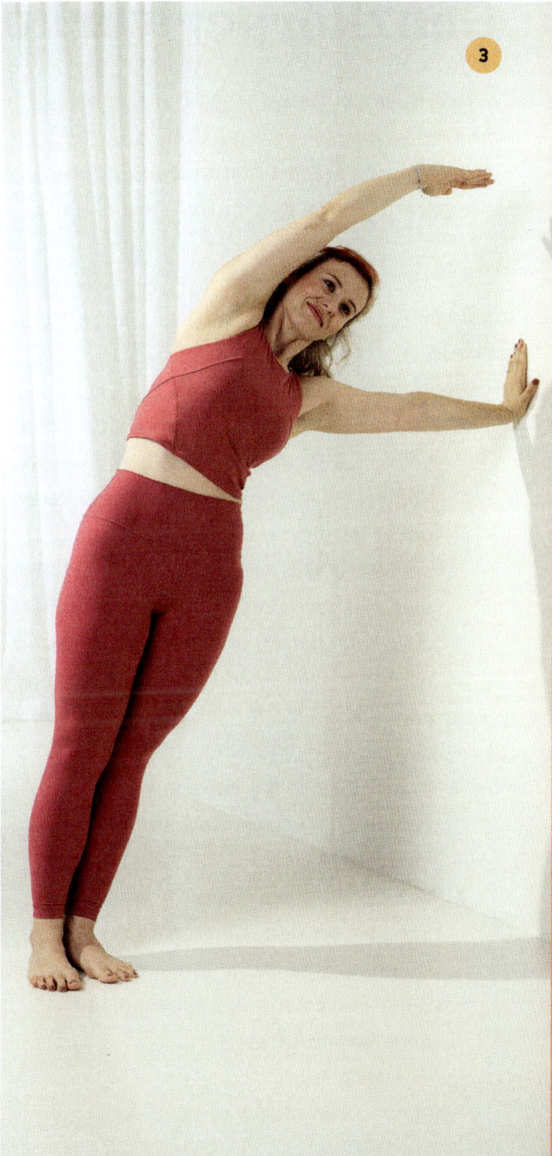
3

Ganzkörperworkout

Mattenklassiker an der Wand: Die folgenden Übungen können sehr gut an und mithilfe der Wand ausgeführt werden. In knapp 20 Minuten stärkst du bei regelmäßiger Praxis deinen Körper und Geist und gibst ihnen bewegungstechnisch alles, was sie brauchen, um gesund, stark und in Balance zu sein.

HUNDRED

1 Stelle dich mit dem Rücken an die Wand. Füße sind im Pilates-V, etwa ein bis zwei Fußlängen von der Wand entfernt. Powerhouse ist aktiv, Hals ist lang, der Kopf an der Wand. Die Arme sind vor den Hüften diagonal nach unten gestreckt, Handflächen zeigen nach unten. Ziehe den Bauchnabel nach innen und oben und die Rippen zueinander, in Richtung Wand ein. Deine gesamte Wirbelsäule ist an der Wand. Drücke die Fußsohlen in den Boden und die Fersen zusammen. Halte die Pilates-Box.

2 Pumpe mit gestreckten Armen ab der Schulter vor den Hüften auf und ab.

3 Du pumpst die Arme 5-mal einatmend und 5-mal ausatmend. Du atmest fließend, ohne Unterbrechung.

→ *Wiederhole die Übung 10-mal (5-mal einatmend und 5-mal ausatmend pumpen).*

Wirkung

+ Hundred bringt deinen Kreislauf in Schwung und wärmt dich auf.
+ Die Übung stabilisiert deinen Rumpf, öffnet deinen Brustkorb und bereitet deine Bauchmuskeln für die weiteren Übungen vor.
+ Außerdem schult sie deine Koordination Atmung – Bewegung und fördert deine Atemkapazität.

Tipp

Achte darauf, dass deine Arme aktiv sind und die Pump-Bewegung ausführen, ohne dass sich die Schultern weg von der Wand bewegen. Überstrecke deine Knie nicht, wenn du die Oberschenkelinnenseiten leicht zusammendrückst. Deine Wirbelsäule soll sich nicht verschieben, während deine Arme pumpen.

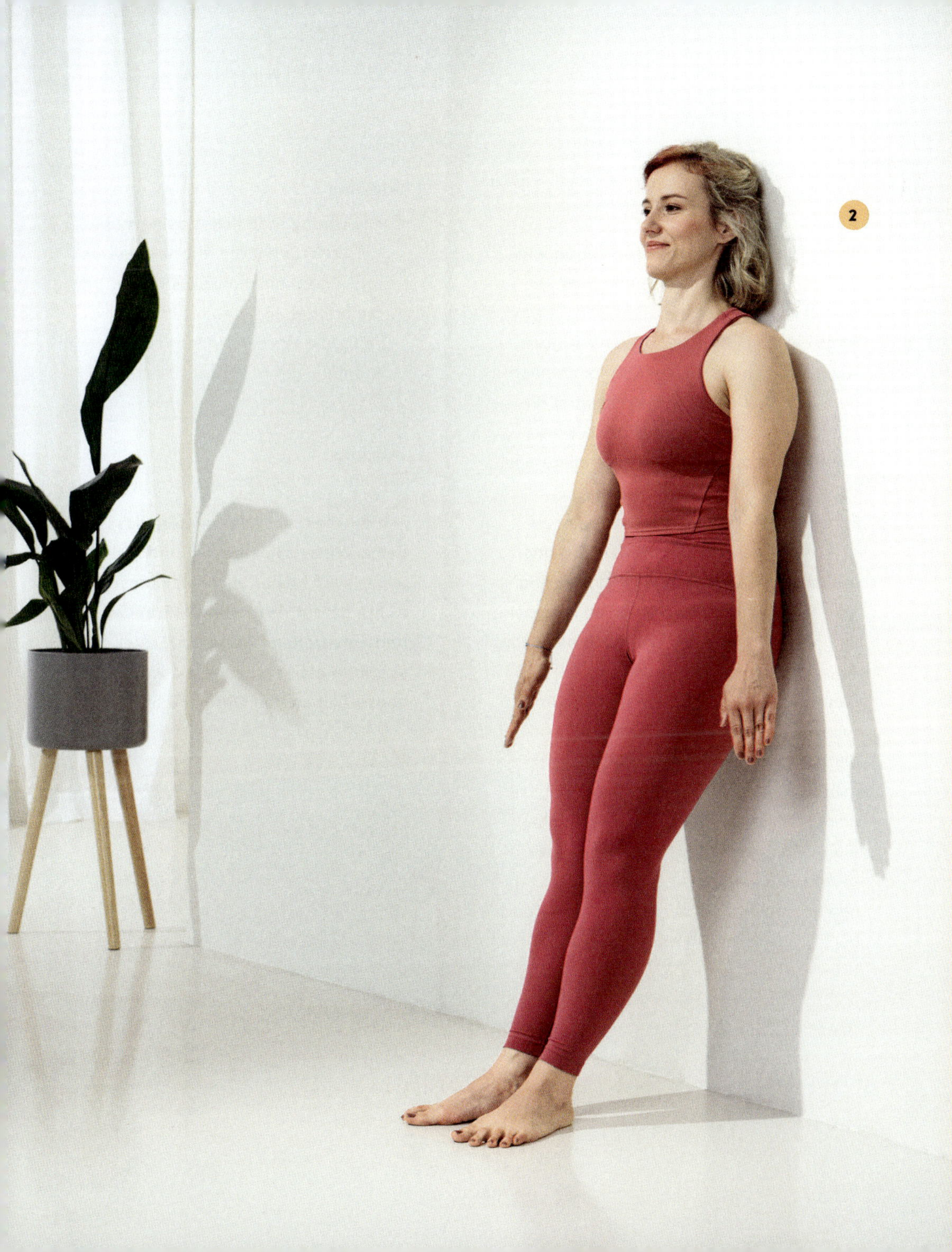
2

ROLL-UP

1 Nimm die gleiche Ausgangsposition wie bei der Übung Hundred *(siehe Seite 98, Step 1)* ein.
2 Atme ein. Bringe deine Arme nach oben, wenn möglich bis zu den Ohren. Je nachdem, wie steif dein Rücken ist, wirst du die Arme eventuell nicht ganz so weit heben können. Das ist okay. Trainiere nach deinen Möglichkeiten.
3 Führe deine Arme auf Schulterhöhe zurück, ziehe das Kinn zum Brustbein und rolle ausatmend Wirbel für Wirbel entlang der Wand so weit nach unten ab, wie dein unterer Rücken an der Wand bleiben kann.
4 Atme ein. Ziehe unten angekommen den Bauchnabel bewusst noch mal ein und rolle ausatmend Wirbel für Wirbel entlang der Wand wieder hoch. Die Arme kommen wieder vor die Ohren. Nutze die Kraft deiner Beine (sie drücken leicht zusammen) und deiner Körpermitte (du ziehst deinen Bauchnabel die ganze Zeit nach innen und oben), um die Übung präzise und kontrolliert auszuführen.

→ *Wiederhole die Übung 6- bis 8-mal.*

Wirkung

+ Die Übung mobilisiert deine Wirbelsäule, dehnt die Rückenmuskeln und die Oberschenkelrückseite.
+ Sie kräftigt und stabilisiert gleichzeitig die Wirbelsäule und den Rumpf.

Tipp

Mit der Zeit wirst du merken, dass du deine Wirbelsäule besser und vielleicht auch weiter abrollen kannst. Achte darauf, Wirbel für Wirbel ab- und aufzurollen. Wenn du fortgeschritten bist, versuche die Arme die ganze Zeit an den Ohren zu halten.

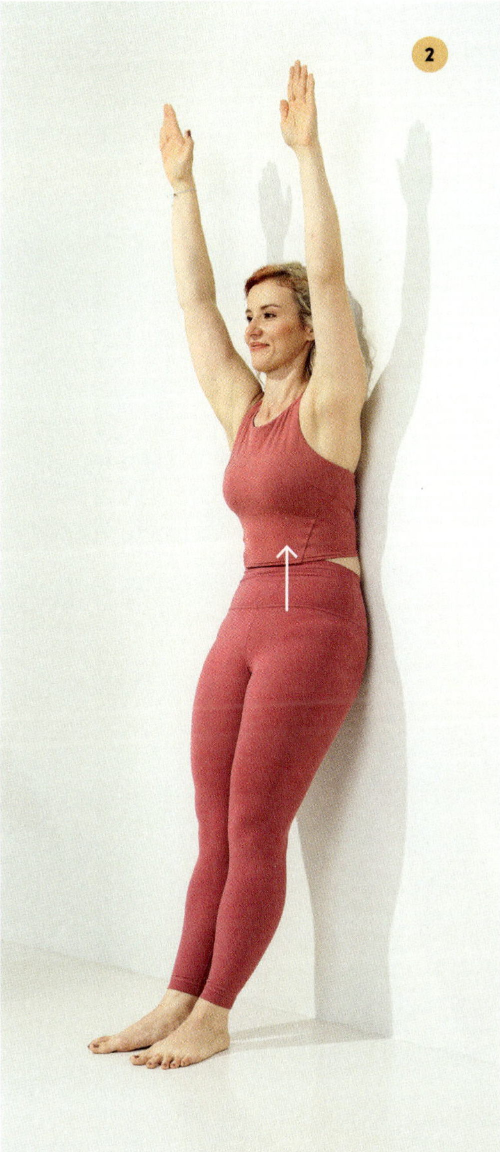
2

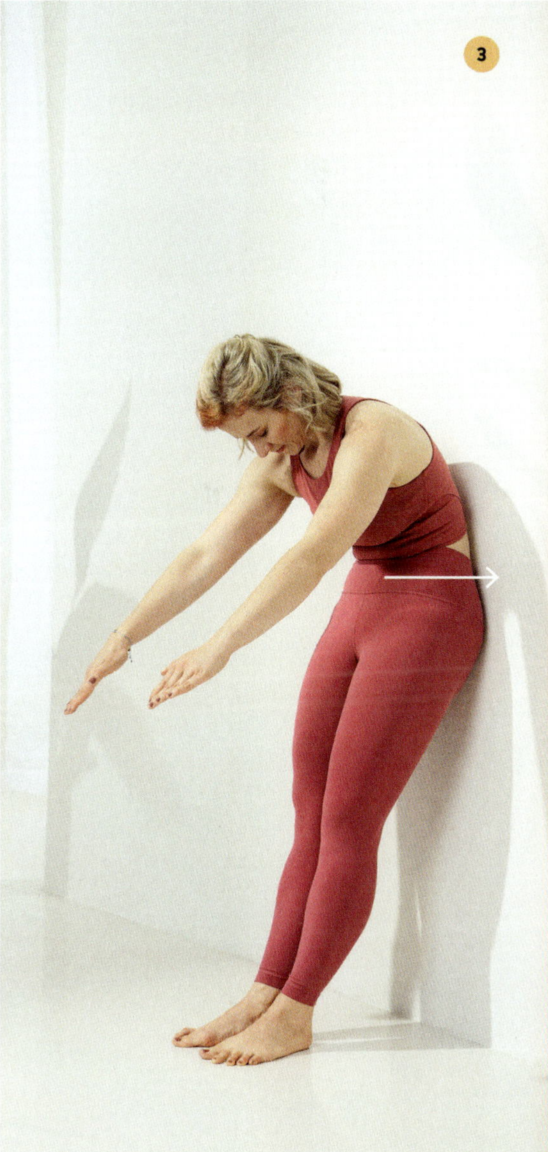
3

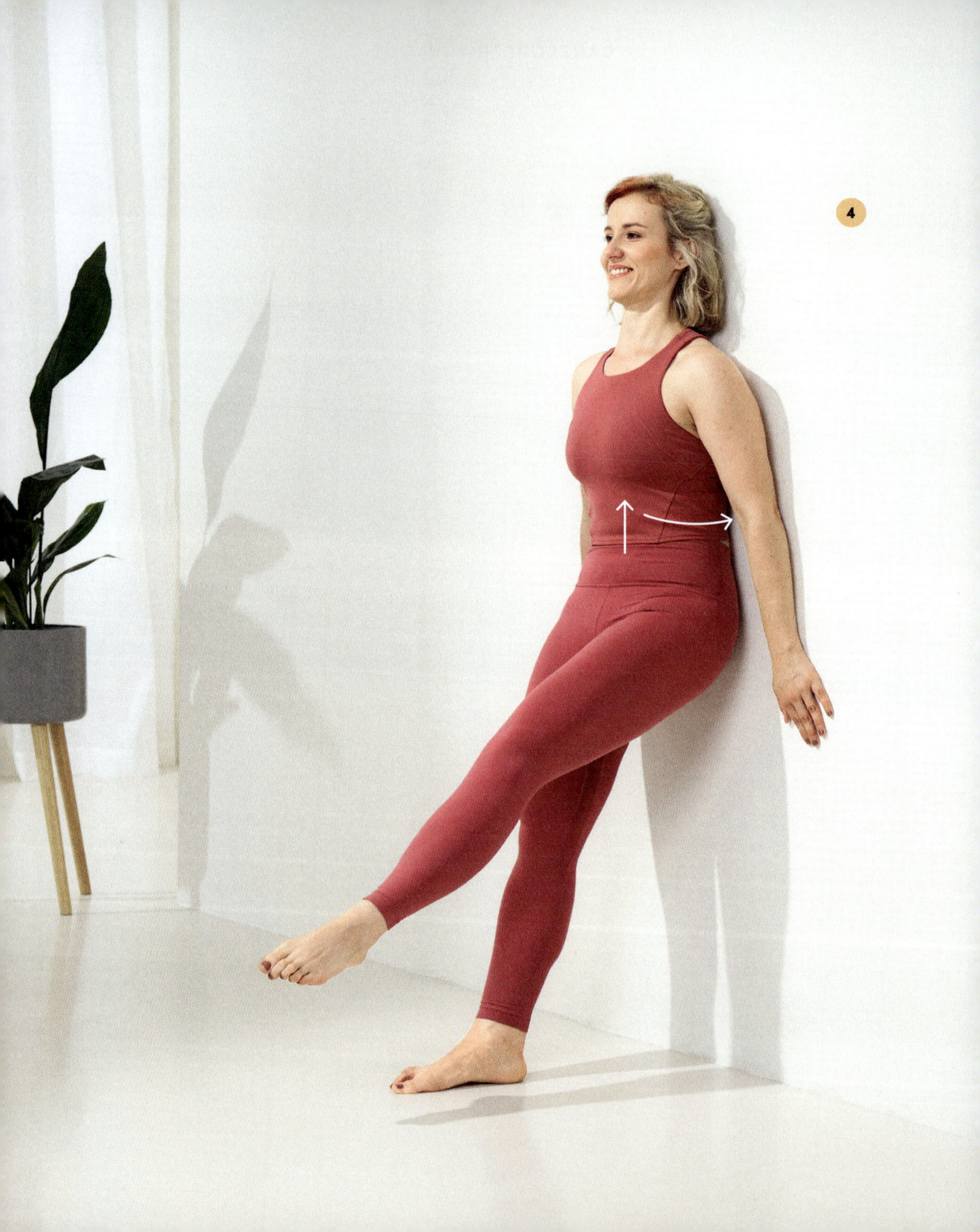
4

SINGLE LEG CIRCLE

1 Nimm die gleiche Ausgangsposition wie bei der Übung Hundred *(siehe Seite 98, Step 1)* ein.

2 Drücke nun die Arme und Handflächen gegen die Wand.

3 Strecke ein Bein etwas nach vorne aus, ohne dass sich deine Hüfte und dein Becken verschieben. Drehe das Bein leicht aus, sodass deine Ferse in einer Linie mit deiner Nase ist. Falls das sehr herausfordernd für dich ist, bleibe bei dieser Bewegung, versuche die Beine nacheinander nach vorne zu strecken und arbeite daran, Becken und Hüften stabil zu halten.

4 Ansonsten ziehe mit dem ausgestreckten Bein kleine Kreise nach innen. Nach ein paar Wiederholungen wechsle die Richtung und kreise nach außen.

5 Wechsle die Seiten und führe die Übung mit dem anderen Bein aus. Das Knie des Beins, auf dem du stehst, bleibt soft und wird nicht überstreckt. Du hältst während der gesamten Übung die Pilates-Box und atmest gleichmäßig.

→ *Wiederhole die Übung 3- bis 5-mal pro Seite.*

Wirkung

+ Du stabilisierst deine Wirbelsäule und deinen Rumpf, kräftigst die Bauchmuskeln und die Hüftgelenke.
+ Du verbesserst die Beweglichkeit deiner Hüftgelenke und lernst, deine Hüfte kontrolliert zu bewegen.

Tipp

Es hilft, den Kopf, die Arme und die Handflächen während der gesamten Übung gegen die Wand zu drücken. Das stabilisiert zusätzlich. Atme in den hinteren Brustkorb ein und aus und spüre, wie deine Rippen zur Wand gezogen werden. Du musst das Bein nicht weit hochstrecken. Wichtig ist, Becken und Hüfte stabil zu halten und nicht auszuweichen.

SINGLE LEG STRETCH

1. Nimm die gleiche Ausgangsposition wie bei den vorherigen drei Übungen ein.
2. Hebe ein Bein angewinkelt hoch und ziehe es mit den Händen zu dir ran. Stelle das Bein wieder ab und hebe das andere Bein hoch. Führe die Bewegung abwechselnd mit beiden Beinen aus. Atme gleichmäßig.
3. Während du die Beine anhebst, achte darauf, die Ausgangsposition zu halten. Deine gesamte Wirbelsäule ist an der Wand. Das Powerhouse ist aktiv. Führe die Bewegung langsam, präzise und kontrolliert aus. Du hältst während der gesamten Übung die Pilates-Box und das Becken stabil.

→ *Wiederhole die Übung 6- bis 8-mal.*

Wirkung

+ Diese Übung kräftigt deine tiefen Bauchmuskeln (Powerhouse).
+ Sie verbessert Balance, Koordination und Körperstabilität.

Tipp

Du kannst die Hände am Knie oder an der Oberschenkelrückseite halten, um das Bein zu dir zu ziehen.
Vor allem, wenn du das Bein nach unten bringst, solltest du deinen Bauchnabel noch mehr nach innen und oben ziehen, um die Verbindungen zwischen den Muskelgruppen nicht zu verlieren.

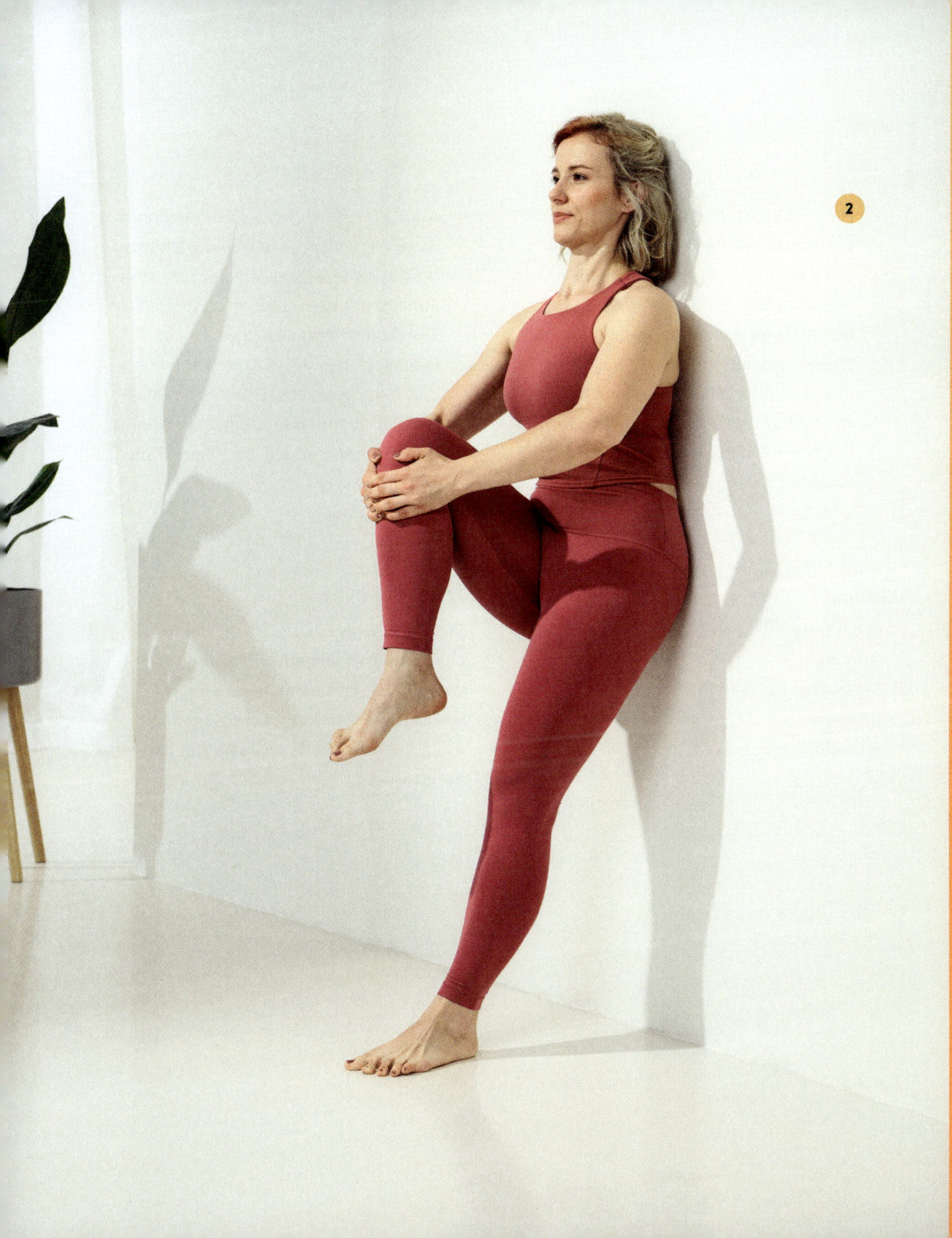

2

DOUBLE LEG STRETCH

1 Nimm die gleiche Ausgangsposition wie bei den vorherigen Übungen ein.
2 Atme ein. Hebe deine Arme hoch zu den Ohren.
3 Beuge deine Beine und gleite mit dem Oberkörper ausatmend entlang der Wand nach unten. Deine Arme kreisen dabei über die Seite nach unten. Fasse mit den Händen an die Oberschenkelrückseite.
4 Atme ein. Ziehe den Bauchnabel noch mehr nach innen und oben, während du die Beine wieder streckst und ausatmend mit dem Oberkörper in den Stand zurückrutschst. Strecke beim Hochkommen deine Arme nach vorne und nach oben aus. Drücke die Beine dabei in den Boden. Du hältst während der gesamten Übung die Pilates-Box.

→ *Wiederhole die Übung 6- bis 8-mal.*

Wirkung

+ Die Übung schult eine bewusste Atmung.
+ Sie kräftigt die tiefen Bauchmuskeln (Powerhouse) und fördert deine Koordinationsfähigkeit.

Tipp

Stelle dir beim Einatmen vor, deine Lungen wären wie ein Luftballon, den du aufbläst, und beim Ausatmen, du würdest ein Handtuch auswringen. Atme fließend. Gehe sparsam mit deiner Kraft um.

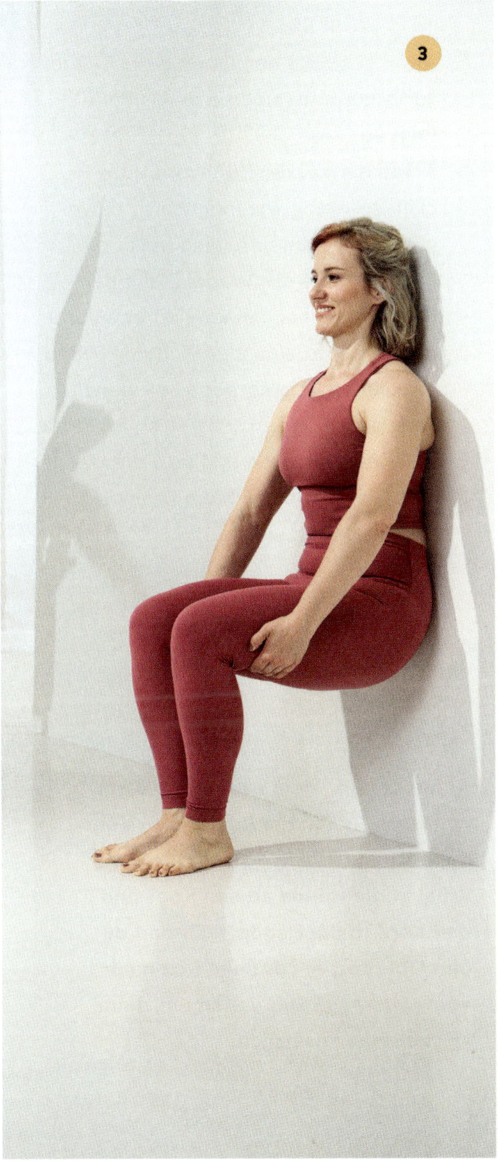
3

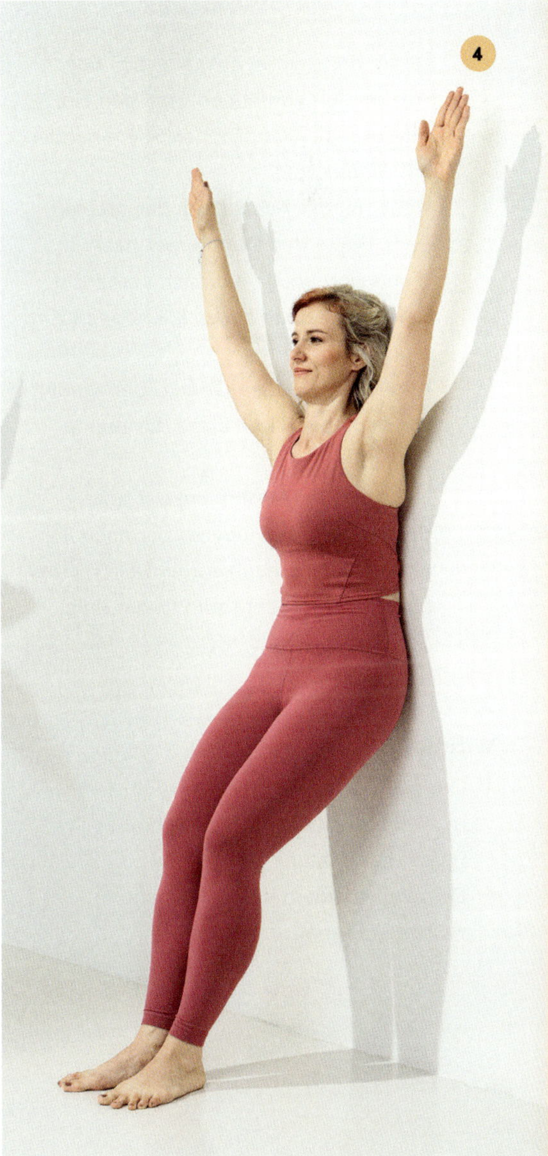
4

CRISS CROSS

1. Nimm die gleiche Ausgangsposition wie bei den vorherigen Übungen ein. Platziere die Handflächen übereinander am Hinterkopf.
2. Hebe mit der Ausatmung das rechte Bein, drehe den Oberkörper nach rechts und beuge ihn nach vorne. Du möchtest deinen linken Ellenbogen zum rechten Knie bringen.
3. Atme ein, rolle den Oberkörper wieder zur Mitte hoch und setze das rechte Bein ab.
4. Hebe mit der Ausatmung das linke Bein, rotiere den Oberkörper nach links und beuge ihn nach vorne. Dein rechter Ellenbogen möchte zum linken Knie.
5. Atme ein, rolle den Oberkörper wieder zur Mitte hoch und setze das linke Bein ab.
6. Achte darauf, die Hüften und das Becken so wenig wie möglich zu bewegen. Dein unterer Rücken bleibt die ganze Zeit an der Wand. Ziehe den Bauchnabel nach innen und oben und die Rippen zueinander Richtung Wand, um deinen Oberkörper stabil zu halten.
7. Falls die Übung zu schwer ist, führe die Beinbewegung aus und lege die Hände im Wechsel mit leichtem Druck auf den Knien ab, statt sie am Hinterkopf zu halten.

→ *Wiederhole die Übung 6- bis 8-mal.*

Wirkung

+ Criss Cross trainiert deine Bauchmuskeln, insbesondere die schräge Bauchmuskulatur.
+ Du schulst zudem die Koordination zwischen Rumpf und Beinen.

Tipp

Achte darauf, nicht einfach am Kopf zu ziehen, um in die Rotation zu kommen. Du nutzt dein Powerhouse und drückst die Hände an den Kopf und den Kopf in die Hände, während du den Oberkörper zur Seite und nach vorne bewegst. Das verlängert deine Wirbelsäule zusätzlich.

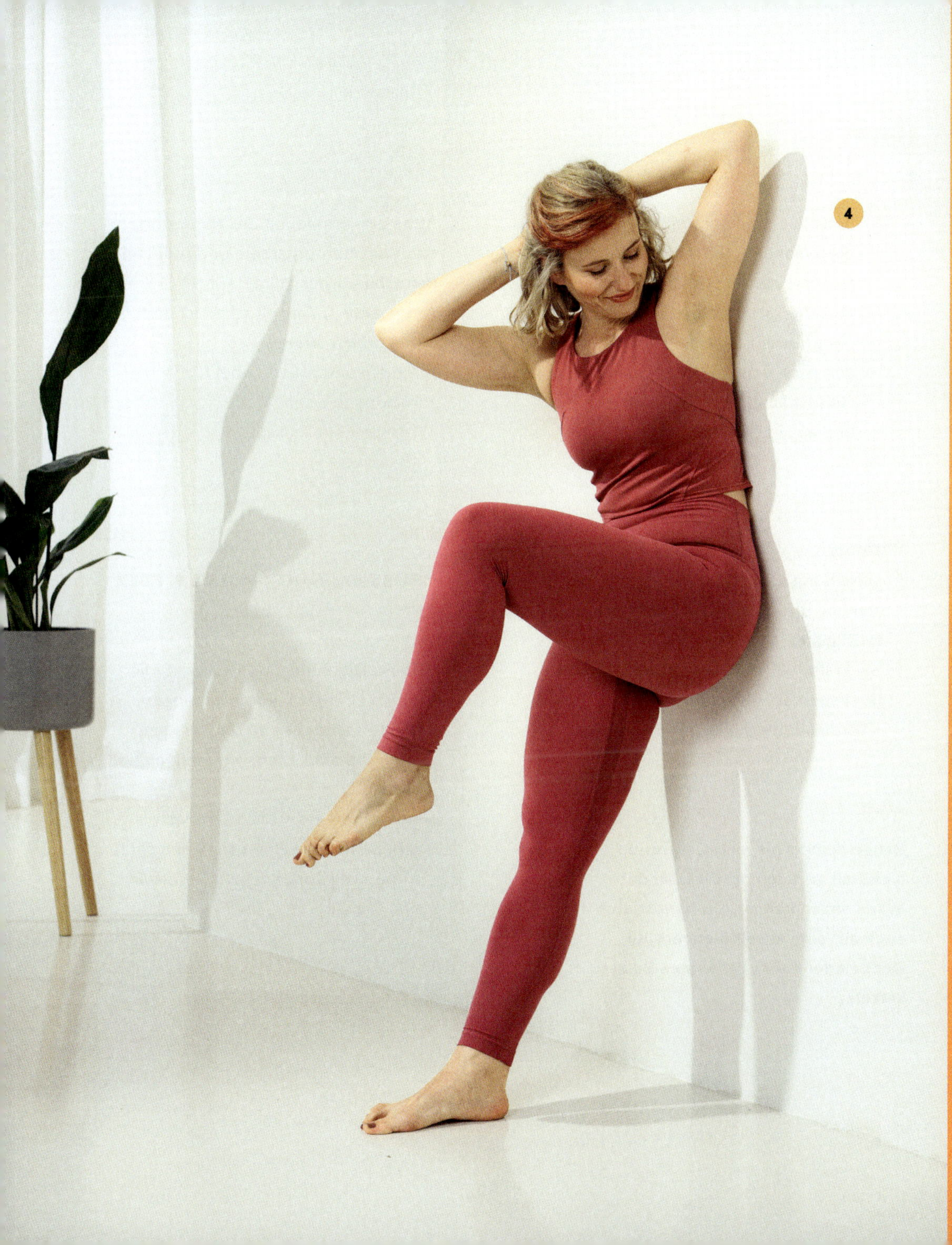
4

SPINE STRETCH FORWARD

1 Setze dich aufrecht mit dem Rücken an die Wand. Beine sind mehr als hüftbreit auseinander und gestreckt, Füße sind flex. Die Arme sind in Schulterhöhe nach vorne gestreckt. Handflächen zeigen nach unten. Powerhouse ist aktiv, Hals ist lang. Atme ein paar Mal ein und aus in dieser Position.

2 Atme ein, bringe mit der Ausatmung das Kinn zum Brustbein und rolle deinen Oberkörper Wirbel für Wirbel nach vorne. Dein unterer Rücken ist und bleibt an der Wand.

3 Atme ein und rolle Wirbel für Wirbel zurück nach oben hoch.

→ *Wiederhole die Übung 6- bis 8-mal.*

Wirkung

+ Die Übung schult eine bewusste Atmung und dehnt deine Rückenmuskulatur.
+ Sie kräftigt die tiefen Bauchmuskeln (Powerhouse) und fördert deine Koordinationsfähigkeit.

Tipp

Beuge deine Knie leicht, wenn du nicht mit geradem Rücken an der Wand sitzen kannst. Du kannst dich auch auf eine zusammengerollte Decke oder ein sogenanntes Bolster setzen.

FUSSHALTUNG: POINT & FLEX

Point: Die Füße sind gestreckt, die Zehen sind nach vorne verlängert. Die Fersen ziehen zu den Waden. Die Füße sind aber soft, nicht angespannt.
Flex: Die Füße stehen senkrecht zum Bein. Die Fersen schieben nach vorne, weg vom Körper. Die Zehen sind locker.

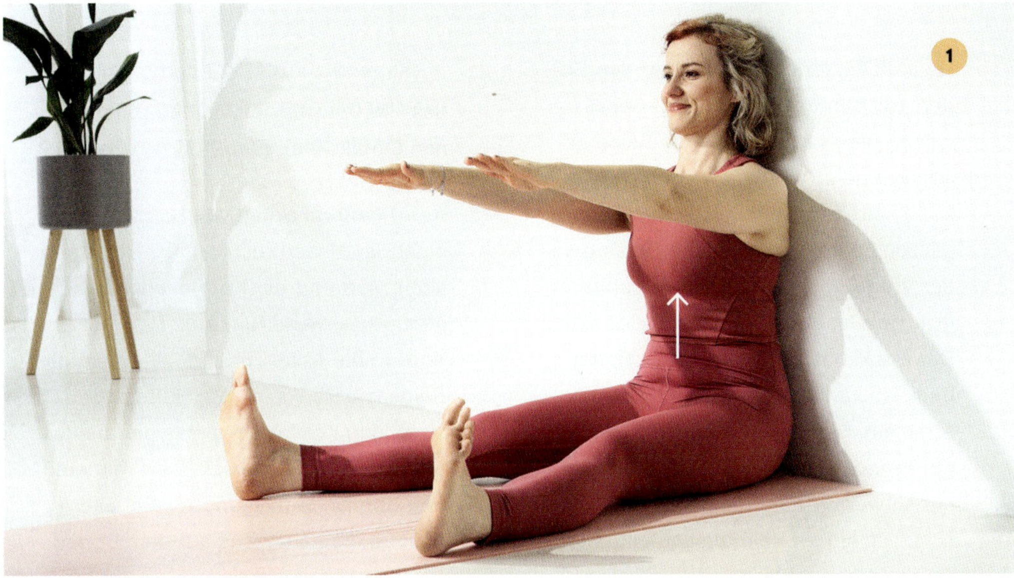
1

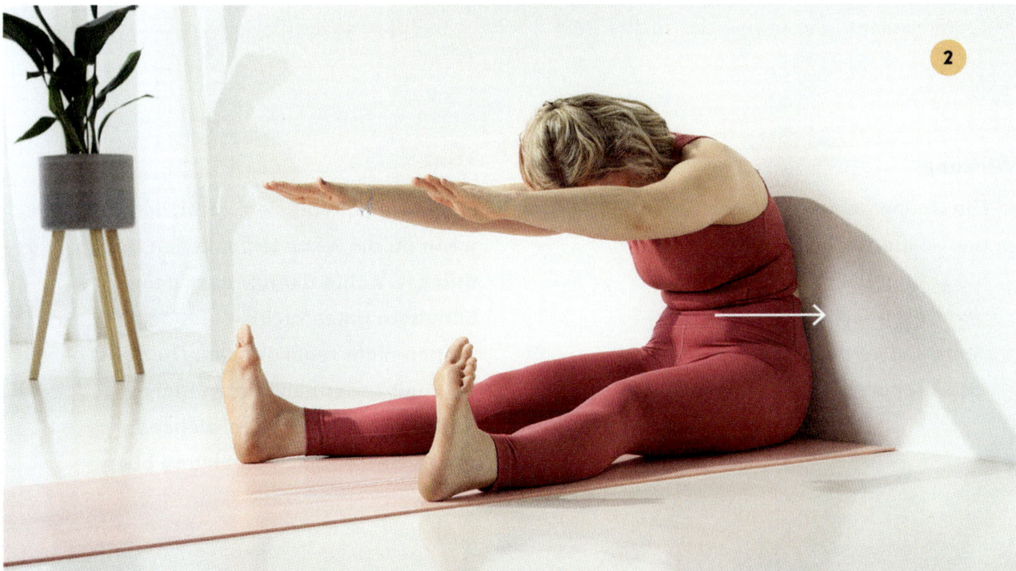
2

TIK TOK

1 Lege dich mit dem Rücken auf den Boden, mit den Füßen und dem Gesäß nah an die Wand. Bringe die Beine gestreckt und zusammen an die Wand. Füße sind im Pilates-V, Fersen und die ganzen Beinrückseiten samt Po sind an der Wand. Arme sind zur Seite abgelegt. Hals ist lang, Powerhouse ist aktiv. Das Becken ist möglichst neutral, der Blick ist zur Decke gerichtet.

2 Atme ein. Bringe das rechte Bein an der Wand entlang nach rechts, aber nur so weit, wie du die Hüfte nicht verschiebst. Linkes Bein bleibt senkrecht an der Wand. Aktiviere deine Tiefenmuskulatur und bringe das rechte Bein ausatmend zurück. Wiederhole das Gleiche mit dem linken Bein, während das rechte Bein senkrecht an der Wand bleibt.

3 Anschließend bringst du beide Beine einatmend nach rechts (linke Hüfte hebt sich), während der Kopf nach links geht. Ausatmend führst du Beine und Kopf in die Mitte zurück. Führe nun die Beine nach links (rechte Hüfte hebt sich), den Kopf nach rechts und beides wieder zur Mitte zurück. Dein mittlerer und oberer Rücken und die Schultern bleiben die ganze Zeit auf dem Boden.

→ *Wiederhole beide Übungsteile je 3- bis 4-mal.*

Wirkung

+ Die Übung dehnt die Beininnen- und -außenseiten.
+ Sie kräftigt die Bein-, Hüftgelenk- und Gesäßmuskulatur sowie die Taille und verbessert die Rotation, also Drehung, der Wirbelsäule.

Tipp

Es hilft und stabilisiert zusätzlich, wenn du die Arme leicht in den Boden drückst. Achte darauf, dass deine Schultern unten bleiben und deine Rippen nicht rauskommen. Du ziehst sie zueinander nach unten Richtung Boden. Den Bauchnabel ziehst du die ganze Zeit nach innen und oben.

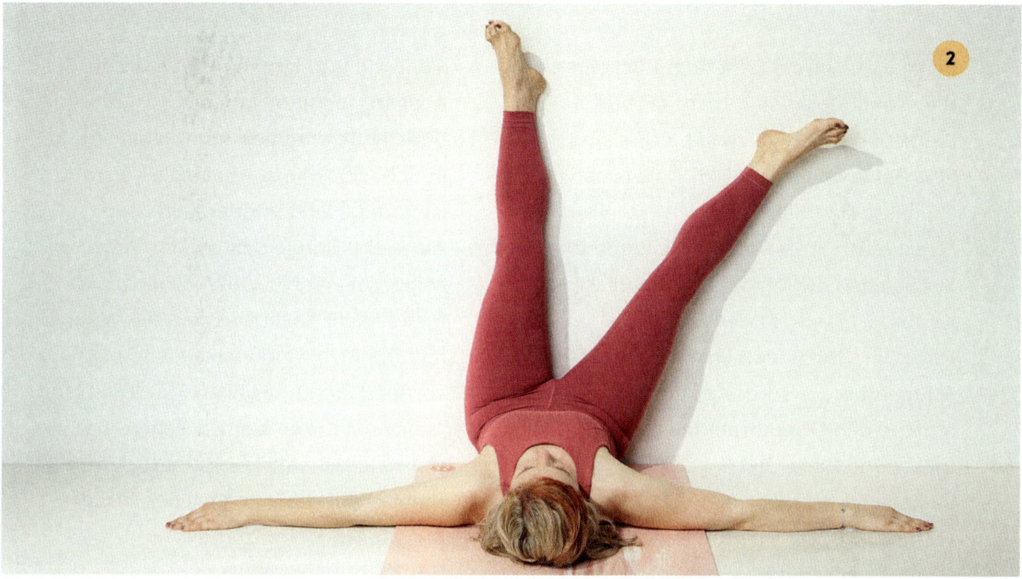
2

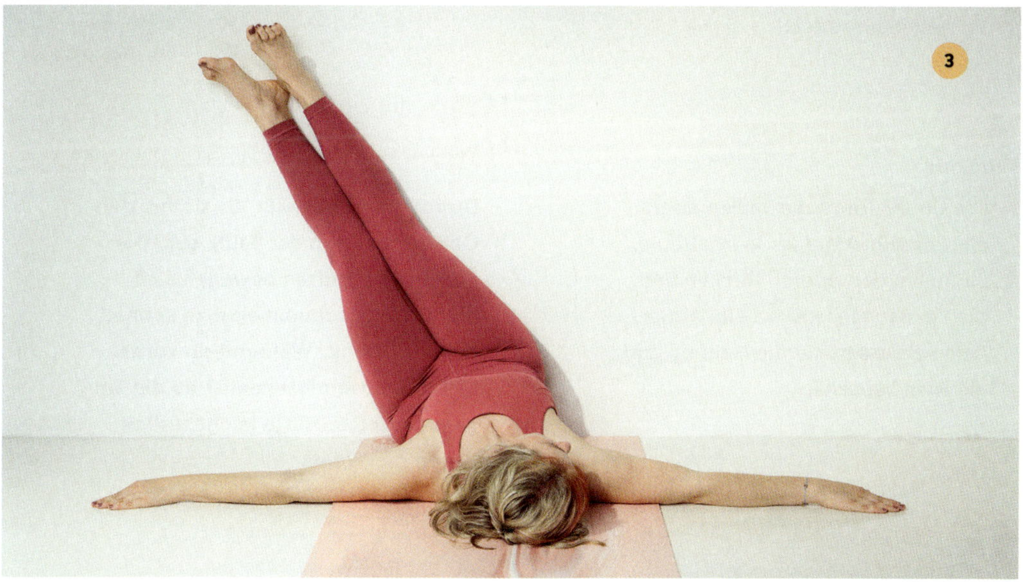
3

THE SAW

1. Setze dich aufrecht mit dem Rücken an die Wand. Beine sind mehr als hüftbreit auseinander und gestreckt, Füße sind flex. Powerhouse ist aktiv, Hals ist lang. Du hältst die Pilates-Box.
2. Strecke den linken Arm in Schulterhöhe zur Seite an die Wand. Der rechte Arm ist vorne, Hand vor der Hüfte.
3. Atme ein. Bringe den linken Arm zur Mitte, rotiere (also drehe) dabei ausatmend den Oberkörper leicht nach rechts und führe den linken Arm weiter ausatmend nach vorne in Richtung rechten Fuß. Die Hand »sägt« am rechten kleinen Zeh vorbei, während du weiter ausatmest.
4. Atme ein und komme wieder in die Ausgangsposition zurück.
5. Strecke den rechten Arm an der Wand in Schulterhöhe zur Seite. Der linke Arm ist vorne, Hand vor der Hüfte.
6. Atme ein. Bringe den rechten Arm zur Mitte, rotiere den Oberkörper ausatmend leicht nach links und führe den rechten Arm weiter ausatmend nach vorne in Richtung linken Fuß. Die Hand »sägt« am linken kleinen Zeh vorbei, während du weiter ausatmest.
7. Atme ein und komme wieder in die Ausgangsposition zurück.

→ *Wiederhole die Übung 3- bis 4-mal je Seite.*

Wirkung

+ Die Übung formt die Taille und trainiert die Rotation der Wirbelsäule.
+ Sie dehnt den oberen Rücken und die Oberschenkelrückseite. Außerdem verbessert sie die Haltung und die Atemkapazität.

Tipp

Du rotierst, das heißt, du drehst den Oberkörper von der Taille aus. Die Fersen und Hüften bewegen sich nicht, sonst schummelt man schnell bei der Übung. Während du vorne bist und ausatmest, ziehst du die entgegengesetzte Hüfte leicht zurück gegen die Wand.

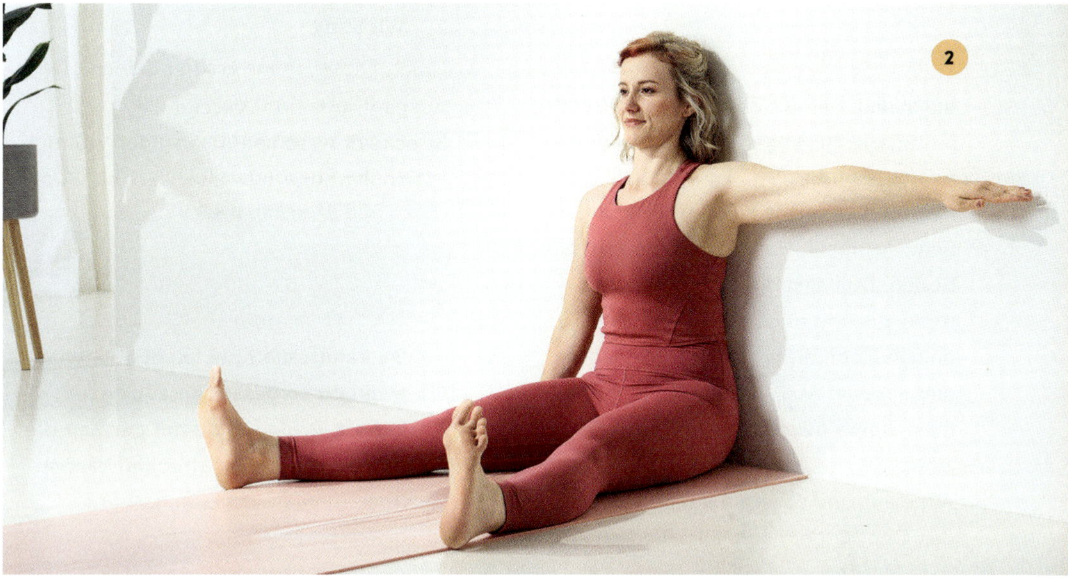
2

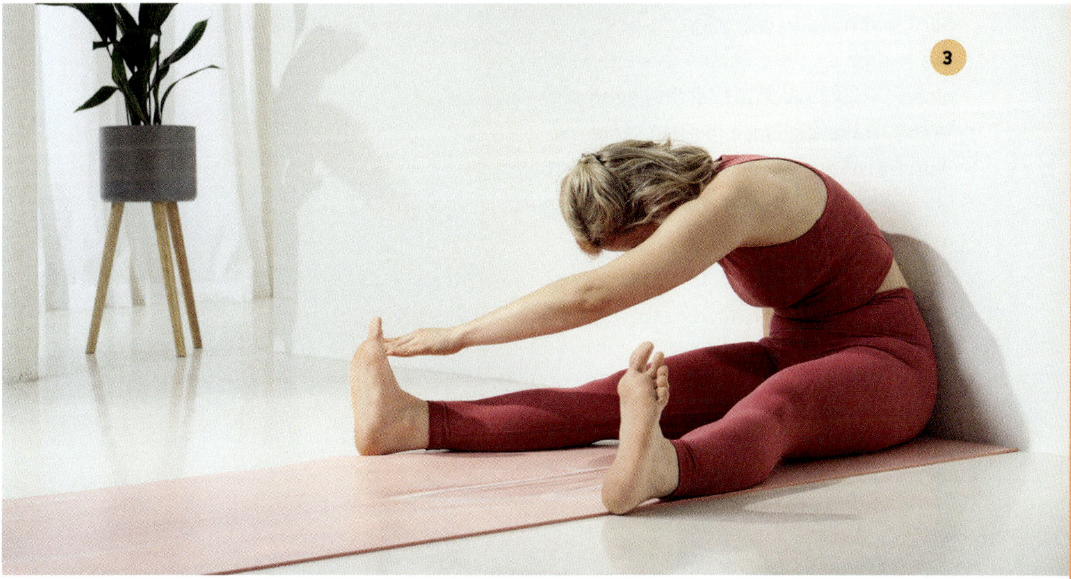
3

SPINE TWIST

1 Setze dich mit den Füßen an die Wand. Beine sind zusammen, Füße im kleinen Pilates-V und geflext. Powerhouse ist aktiv, Hals ist lang. Arme sind im Blickfeld zur Seite gestreckt, Handflächen zeigen zum Boden. Du hältst die Pilates-Box.

2 Atme aus und rotiere mit der Ausatmung deinen Oberkörper nach rechts, federe hier ein paar Mal nach, solange du ausatmest. Kehre mit der Einatmung in die Mitte zurück.

3 Atme aus und rotiere mit der Ausatmung den Oberkörper nach links. Federe hier ein paar Mal, solange du ausatmest. Kehre mit der Einatmung in die Mitte zurück.

4 Die Hüften und die Fersen bewegen sich nicht. Drücke die Füße leicht gegen die Wand. Halte die Nase in einer Linie mit dem Brustkorb, wenn du deinen Oberkörper zur Seite drehst, und denk dich lang in der Wirbelsäule.

→ *Wiederhole die Übung 3- bis 4-mal je Seite.*

Wirkung

+ Diese Übung kräftigt deinen oberen Rücken und deine Taille.
+ Sie verbessert die Rotation, dehnt die Rückenmuskulatur und fördert die Atemkapazität.

Tipp

Du kannst die Knie leicht beugen, wenn du so besser gerade sitzen kannst. Prüfe, ob du mit der Zeit die Beine immer mehr strecken kannst.

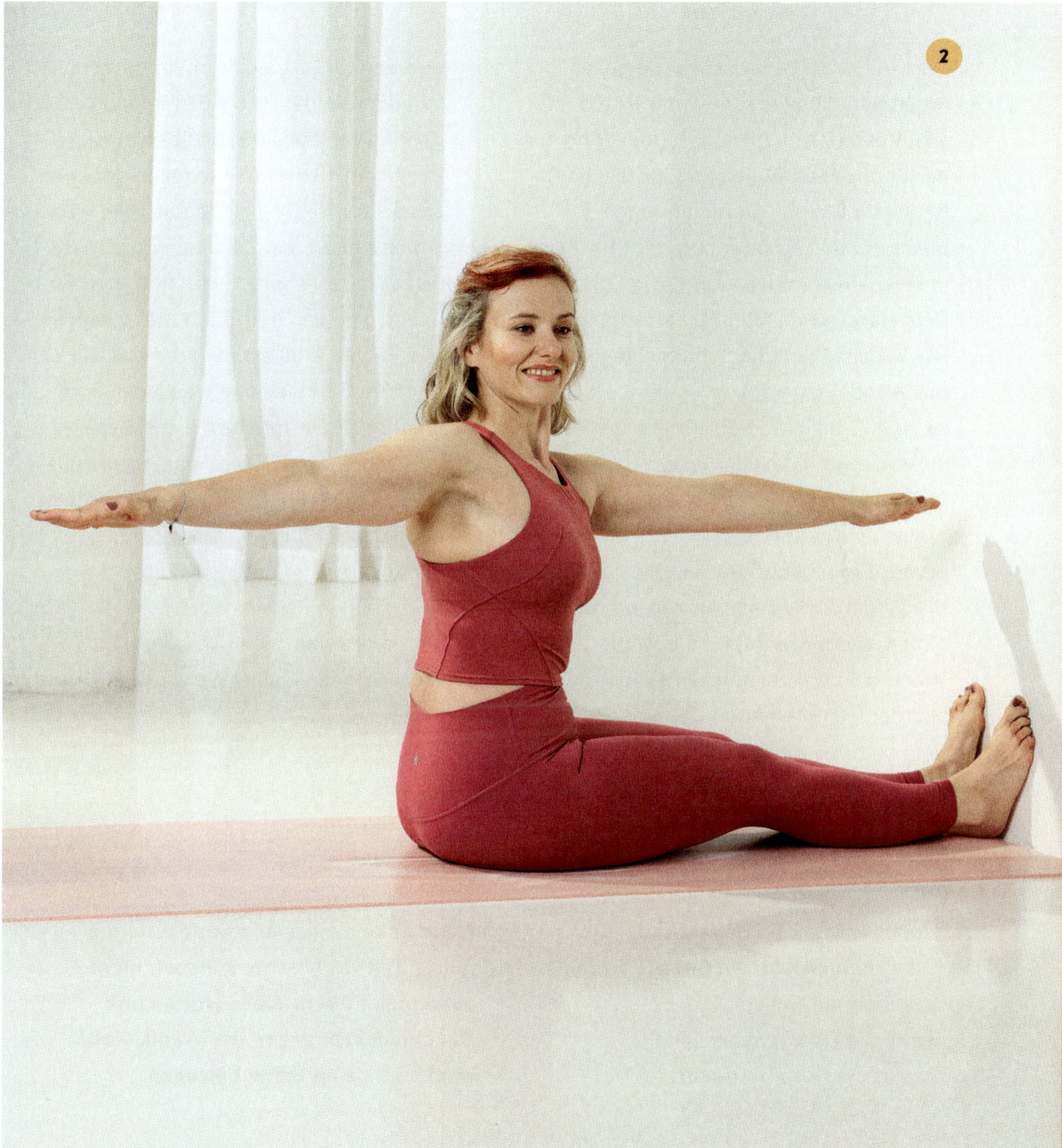
2

SIDE KICKS

1 Lege dich auf die rechte Körperseite und richte dich gerade an der Wand aus. Rechter Arm ist ausgestreckt und der Kopf darauf abgelegt oder die Hand ist am Hinterkopf. Der Ellenbogen bleibt mit der Schulter und dem Becken in einer Linie an der Wand. Die linke, freie Hand ist vor dem Bauch abgelegt. Die Schulter zieht nach hinten gegen die Wand. Powerhouse ist aktiv, Hals ist lang. Bringe die Beine in einem Winkel von etwa 45° nach vorne.

2 Hebe das obere Bein in Hüfthöhe und bringe es einatmend in einer Linie nach vorne. Ziehe dabei deine Hüfte zurück. Bringe dann das Bein ausatmend nach hinten, drücke es gegen die Wand. Wenn dein unterer Rücken sich dabei von der Wand entfernt, dann bringe das Bein nicht so weit nach hinten. Das untere Bein drückt leicht in den Boden. Wiederhole das 3- bis 5-mal und kehre dann in die Ausgangsposition zurück.

3 Drehe das obere Bein leicht aus (Zehen zeigen zur Decke). Hebe das Bein einatmend hoch, nur so weit, wie sich deine Hüfte nicht verschiebt, flexe den Fuß und bringe das Bein ausatmend wieder nach unten. Fuß point, hebe das Bein hoch, Fuß flex, bringe es wieder nach unten. Wiederhole das 3- bis 5-mal und kehre dann in die Ausgangsposition zurück. Während du das obere Bein nach unten führst, versuchst du, es zu verlängern. Das untere Bein drückt leicht in den Boden.

4 Drehe dich auf die linke Körperseite und führe die Übung hier aus.

→ *Wiederhole die Übung 3- bis 5-mal je Seite (Punkt 2 und 3).*

Wirkung

+ Die Übung kräftigt die Beinmuskulatur, die Hüftgelenke, die Gesäßmuskeln und die Taille.
+ Sie dehnt die Oberschenkelinnenseiten und die Gesäßmuskeln.

Tipp

Halte deinen Hals lang, indem du die ganze Zeit nach vorne schaust, nicht zu deinen Füßen. Ziehe Hüften und Bauchmuskeln gegen die Wand, während sich deine Beine bewegen.

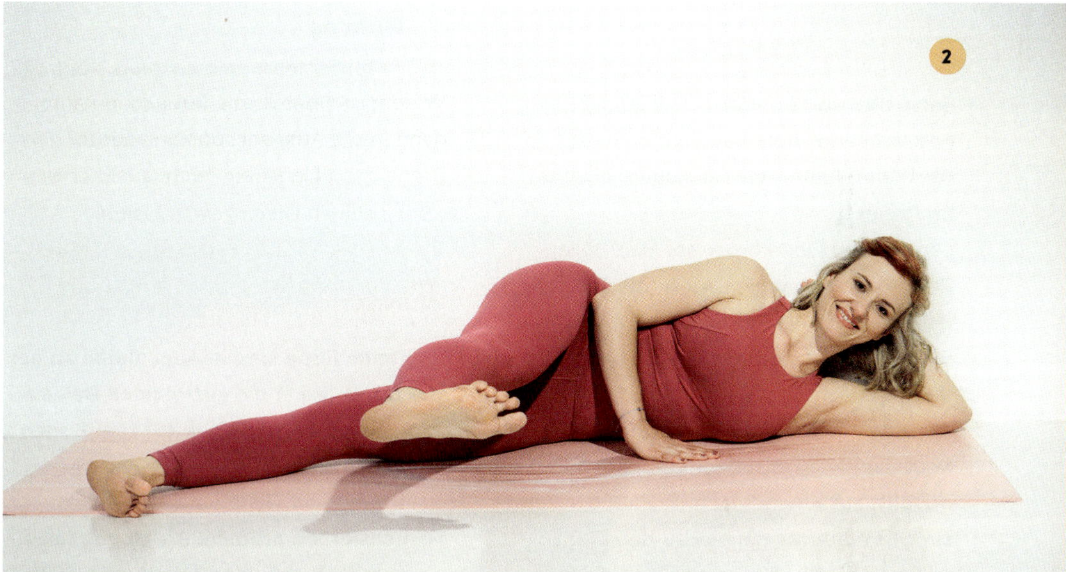

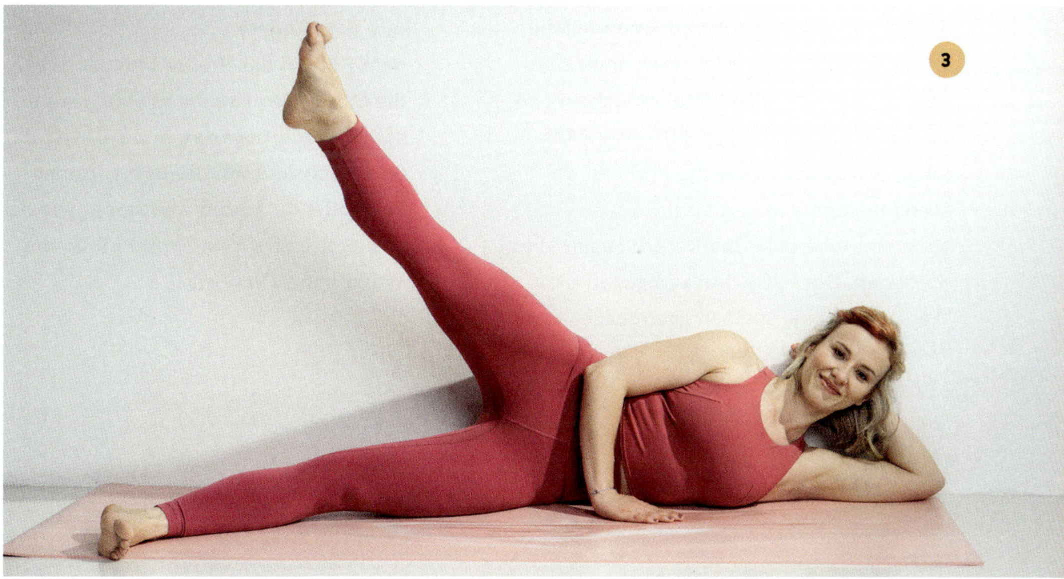

TEASER

1 Setze dich vor die Wand. Bringe die Beine gestreckt und leicht nach außen rotiert an die Wand. Füße sind auf Augenhöhe und im Pilates-V.

2 Lege deinen Oberkörper ab. Hals ist lang, Powerhouse ist aktiv. Drücke die Fußsohlen gegen die Wand, die Knie bleiben soft. Bringe die Arme gestreckt nach hinten vor die Ohren.

3 Atme ein, Arme gehen hoch zur Decke, Kopf und Oberkörper kommen hoch und du rollst ausatmend nach oben und streckst die Arme parallel zu den Beinen mit den Handflächen nach unten. Drücke die Beininnenseiten zusammen und ziehe deinen Bauchnabel nach innen und oben. Gefühlt ziehst du deine Bauchmuskeln und Taille nach hinten Richtung Boden. Du rollst so weit hoch, wie die Füße an der Wand bleiben.

4 Atme ein, rolle den Oberkörper ausatmend wieder ab. Die Füße drücken gegen die Wand. Die Beine bleiben gestreckt.

→ *Wiederhole die Übung 3- bis 4-mal.*

Wirkung

+ Teaser lehrt dich absolute Kontrolle. Die Übung artikuliert deine Wirbelsäule, trainiert deine tiefen Bauchmuskeln (Powerhouse) und schult deinen Gleichgewichtssinn.

Tipp

Deine Füße sind in Augenhöhe an der Wand, wenn die gestreckten Beine einen Winkel von etwa 45° zum Boden haben. Teaser ist eine schwierige Übung und wenn sie zu Beginn zu schwer ist, probiere die Übung mit einem Bein auf dem Boden aufgestellt und dem anderen Bein gestreckt und dem Fuß an der Wand. Drücke dabei die Oberschenkelinnenseiten zusammen. Wiederhole das 3- bis 4-mal und wechsle dann die Beine. Auch hier rollst du nur so weit hoch, wie du das gestreckte Bein samt Fuß an der Wand halten kannst.

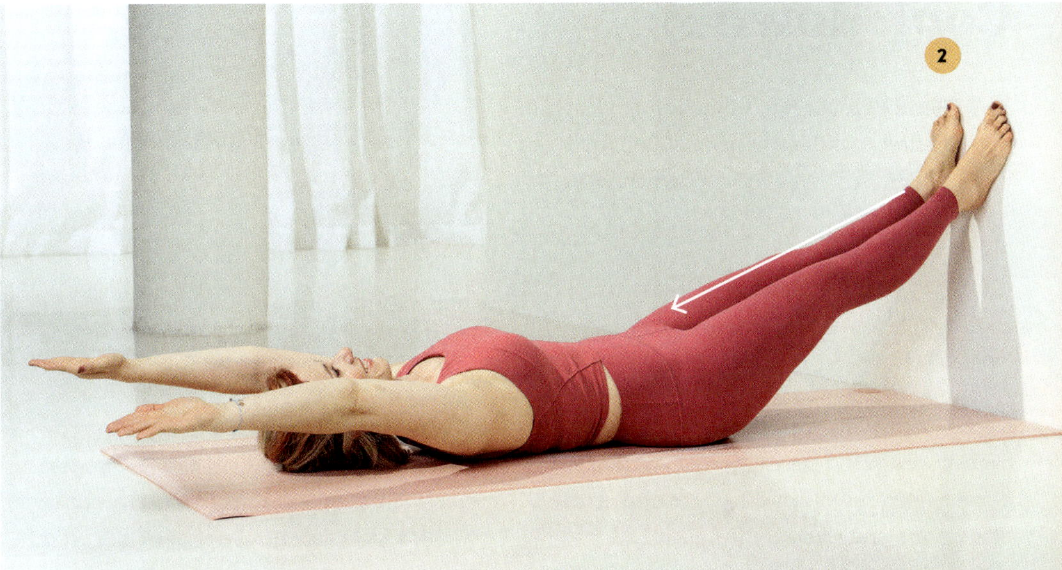
2

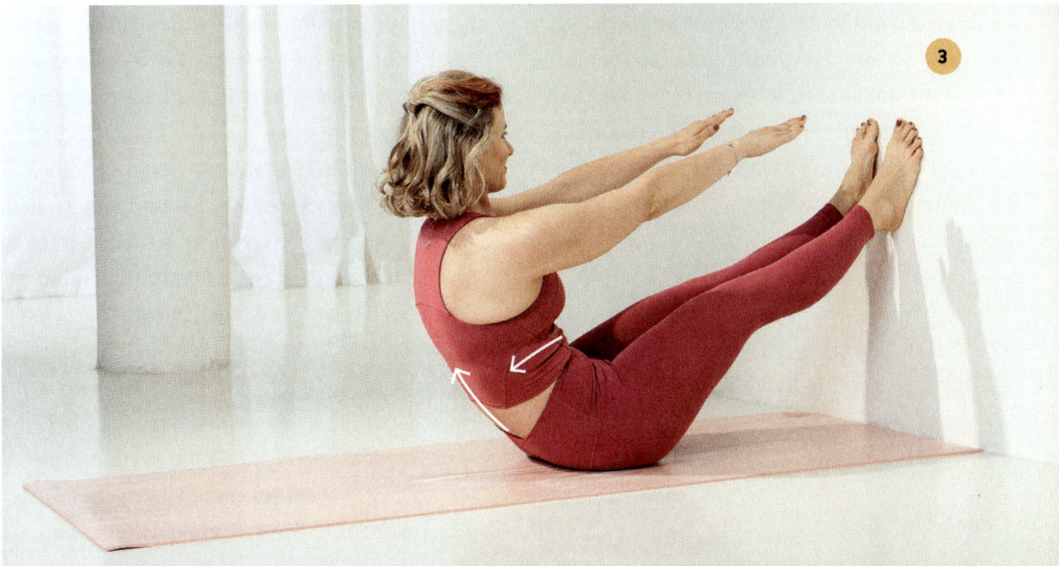
3

Übungen beenden und Cool-down

Nun bekommst du noch einen Extratipp, wie du nach einer letzten Übung von der Wand weggehen solltest, um eine aufrechte und anmutige Haltung beizubehalten. Außerdem zeige ich dir, wie du nach deinem Training den Cool-down gestalten kannst.

DIE WAND VERLASSEN

Nach jeder Übung, bei der du mit dem Rücken an der Wand stehst, bringst du zunächst deine Fersen zurück an die Wand und drückst deine Arme und Handflächen gegen die Wand. Nun beugst du den Oberkörper leicht nach vorne und trittst von der Wand weg. Wenn du so aus den Übungen herausgehst, merkst du viel besser, wie sich deine Haltung positiv verändert, du kannst diese Veränderung auch mit in den Alltag nehmen und deine Haltung bei Bedarf immer wieder korrigieren.

COOL-DOWN

Glückwunsch! Wenn du die Trainingsprogramme aus diesem Buch oder zumindest einzelne Übungen gemacht hast, kannst du wirklich stolz auf dich sein, egal, wie oft du trainierst.

Nutze nun die Übungen Balance *(siehe Seite 39)*, Standing Roll-up *(siehe Seite 40)* und Arm Slides *(siehe Seite 42)*, die du bereits aus dem Warm-up kennst, als eine Art Vergleich und Erfolgscheck. Sie geben dir wertvolle Informationen über deinen Körper und lassen dich spüren, wie viel stärker, flexibler, aufrechter und besser du dich nach Pilates fühlst und bewegst. Ich bin mir sicher, du merkst einen Unterschied, oder? Du wirst feststellen, dass du mehr Balance hast, und du wirst ganz neue Muskeln an dir entdecken. Und auch wenn du mal wieder ohne die Wand trainieren solltest, kannst du diese Übungen nutzen, um zu schauen, wie es um deine Balance, Stabilität und Kraft in der Körpermitte steht.

Fit fürs Leben

Wenn du das hier liest, dann hast du vielleicht alle Trainingsprogramme aus diesem Buch schon gemacht. Und auch wenn es nur eines ist oder du erst ein paar einzelne Übungen geschafft hast, ist das mega!
Du kannst wirklich stolz auf dich sein. Bleibe jetzt unbedingt am Ball. Dieses Buch hält für dich mehrere Trainingsprogramme bereit, die absolut alltagstauglich sind. Du kannst sie überallhin »mitnehmen« und ein kurzes Training einschieben: ob auf Reisen, an langen Arbeitstagen oder zu Hause: Lass dich nicht entmutigen, wenn du einzelne Übungen noch nicht ausführen kannst, oder wenn du spürst, dass die Verbindungen zwischen Körper und Geist, von denen ich am Anfang gesprochen habe, noch nicht da sind.
Pilates ist eine Methode und es braucht Zeit, bis sich Körper und Geist daran gewöhnen. So oder so bin ich mir sicher, dass du sehr schnell ganz neue Muskeln spüren wirst. Und alles andere kommt mit der Zeit.
Es geht nicht um Perfektion. Es ist ein Prozess. Erfreue dich daher an jeder einzelnen Übung und vergleiche dich nie mit anderen. Du und dein Körper sind einzigartig. Egal, ob du mit Pilates erst beginnst oder schon ein alter Hase bist: Nutze die Übungen aus diesem Buch und beobachte, was sie mit dir machen. Nicht nur während des Trainings, sondern vor allem im Alltag, im echten Leben. Sie sollen dir helfen, dein Leben so richtig zu rocken und in vollen Zügen zu genießen: stark – körperlich und mental.

Enjoy & smile! *Natalia*

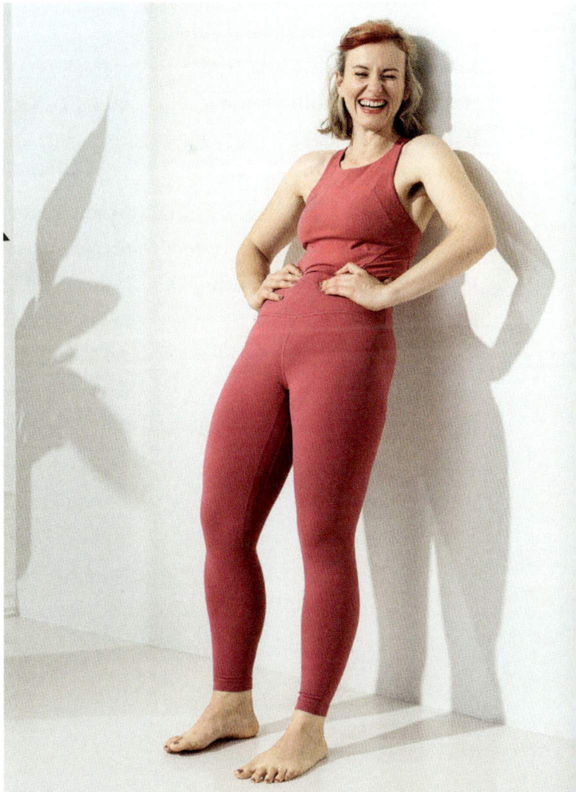

Service

BÜCHER, DIE WEITERHELFEN

Pilates, Joseph H.;
Miller, William John
Return to Life Through Contrology. Die originalen Pilates-Übungen
Verlag Peter Ewers

Isacowitz; Rael; Clippinger, Karen
Pilates Anatomie. Illustrierter Ratgeber für Stabilität und Balance im Pilates
Stiebner Verlag

Rincke, Eva
Joseph Pilates. Die Biografie
Herder

Rockoff, Tony
Klassisches Pilates. Das Original-Mattentraining nach Joseph Pilates
Trias Verlag

Aus dem GRÄFE UND UNZER VERLAG

Bimbi-Dresp, Michaela
Das große Pilates-Buch

Froböse, Ingo
Bandscheiben-Akut-Training: Täglich 10 Minuten für einen schmerzfreien Rücken

ADRESSEN, DIE WEITERHELFEN

www.pilatesology.com
onlinepilatesclasses.com
Große Auswahl an sehr guten Videos (auf Englisch) mit klassischen Pilates-Übungen.

www.pilates-verband.org
Bei der Suche nach einem qualifizierten Trainer, einer qualifizierten Trainerin in deiner Nähe hilft der Deutsche Pilates-Verband (DPV).

ADRESSEN DER AUTORIN

Blog und Website
www.pilatesphilosophie.de
Seite der Autorin und Homepage ihres Studios pilatesphilosophie in Bad Herrenalb im Schwarzwald
Kontakt: nct@pilatesphilosophie.de

pilatesphilosophie

YouTube
Natalia Cichos-Terrero pilatesphilosophie

pilatesphilosophie.de

Sach- und Übungsregister

DANK

Herzlicher Dank gilt allen voran Stella Schossow und dem Verlagsteam von GRÄFE UND UNZER, dass sie mich als Expertin ausgewählt, mir vertraut und mir die Möglichkeit gegeben haben zu zeigen, was Wandpilates wirklich ist. Großer Dank gilt auch der Lektorin, Ulrike Geist, für das tolle Lektorat sowie Bildredakteurin Simone Hoffmann, Stylistin Susa Lichtenstein, Visagistin Corina Friedrich und dem Fotografen Manuel Ringlstetter, dass sie mich während des Fotoshootings so gut betreut und in Szene gesetzt haben.
Nicht zuletzt möchte ich mich bei Davorka Kulenovic-Bischoff bedanken. Sie hat mir die Pilates-Original-Methode nähergebracht, mich in ihr ausgebildet und mit mir ihr Wissen geteilt, bis heute. Für das Vertrauen in mich danke ich all meinen lieben Kund:innen, die mit mir on- und offline, im Einzel- oder im Gruppentraining trainieren. Ihr seid meine beste Schule.
Ganz zum Schluss möchte ich den lieben Menschen danken, die mich immerzu unterstützt und mich während der Entstehung des Buches und darüber hinaus begleitet, mir Kraft, Energie, Geduld und Inspiration gewünscht haben: meinen besten Freunden Mandy und Michael, meinen Eltern sowie Pepa, meinem Baby und meinem Herz auf vier Pfoten.
Ich liebe euch.
Danke, dass ihr bei mir seid!

MEHR ENERGIE, MEHR WOHLBEFINDEN!

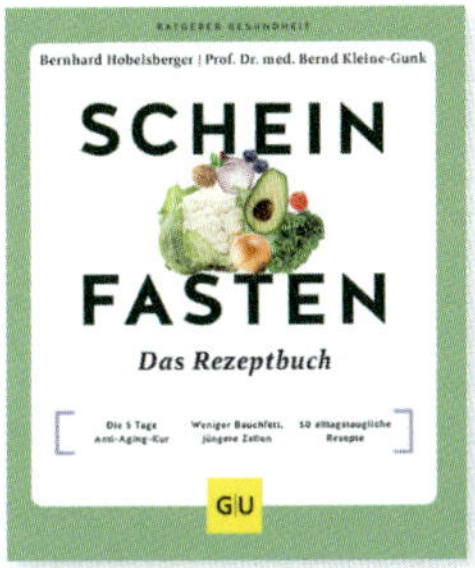

ISBN 978-3-8338-8719-2

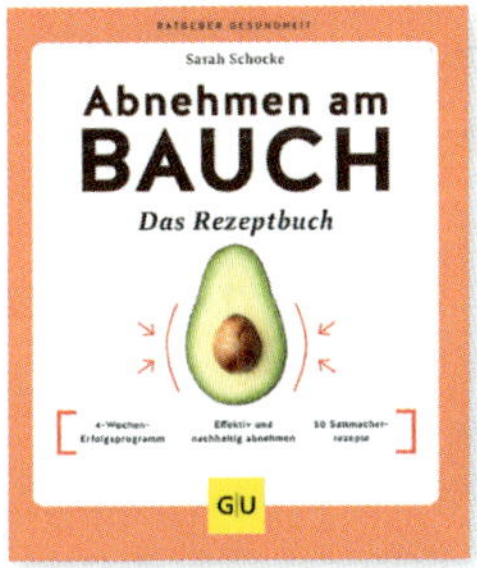

ISBN 978-3-8338-8738-3

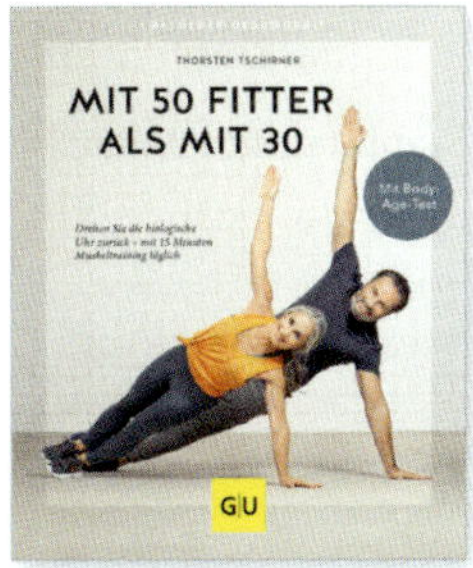

ISBN 978-3-8338-7551-9

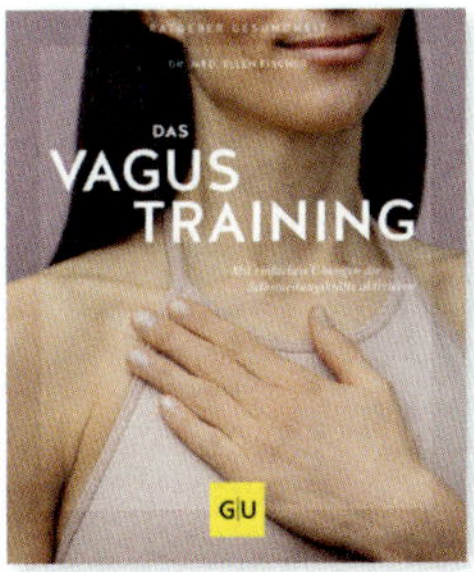

ISBN 978-3-8338-7879-4

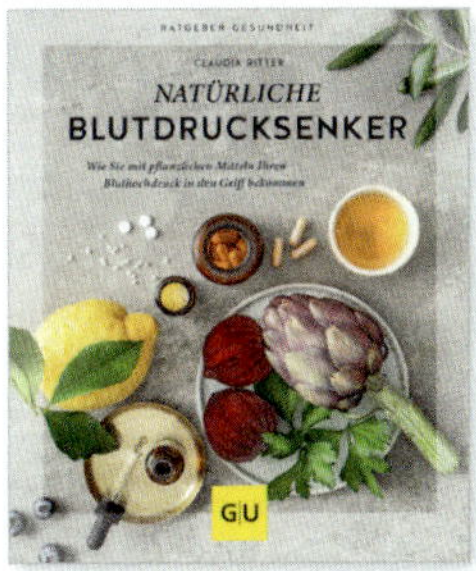

ISBN 978-3-8338-7807-7

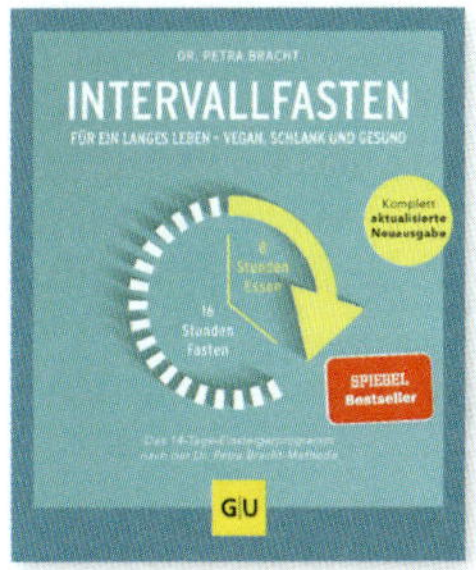

ISBN 978-3-8338-7417-8

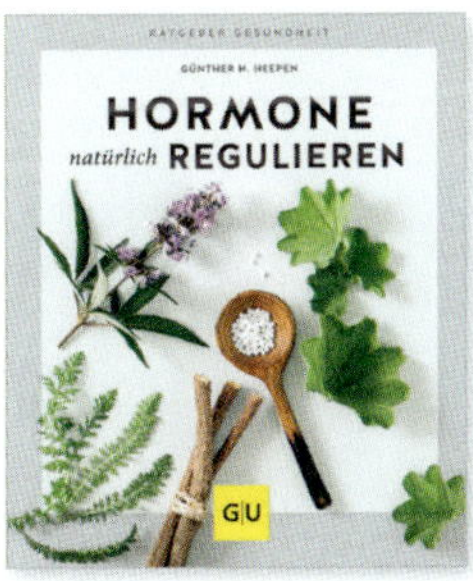

ISBN 978-3-8338-6914-3

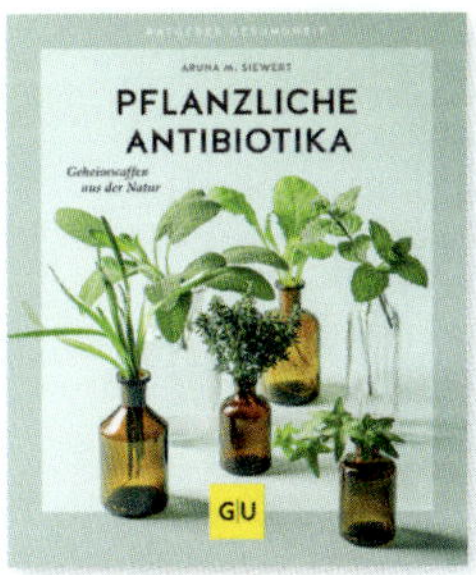

ISBN 978-3-8338-7593-9

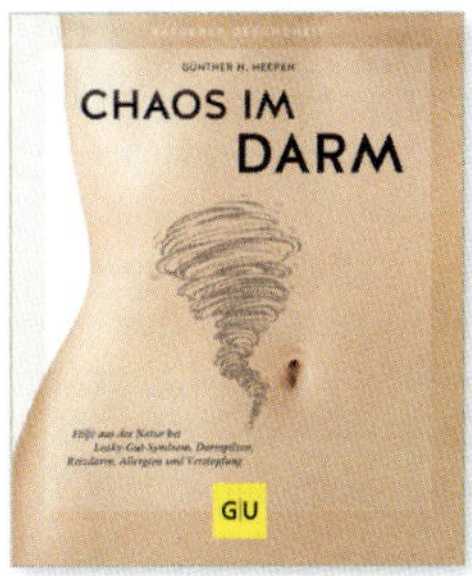

ISBN 978-3-8338-7620-2

Alle hier vorgestellten Bücher sind auch als eBook erhältlich.

GU

Mehr von GU auf **gu.de** | **gu.verlag** | **gu.verlag**

QUALITÄTS G|U GARANTIE

LIEBE LESERINNEN UND LESER,

wir wollen Ihnen mit diesem Buch Informationen und Anregungen geben, um Ihnen das Leben zu erleichtern oder Sie zu inspirieren, Neues auszuprobieren. Wir achten bei der Erstellung unserer Bücher auf Aktualität und stellen höchste Ansprüche an Inhalt und Gestaltung. Alle Anleitungen und Rezepte werden von unseren Autoren, jeweils Experten auf ihren Gebieten, gewissenhaft erstellt und von unseren Redakteur*innen mit größter Sorgfalt ausgewählt und geprüft.

Haben wir Ihre Erwartungen erfüllt? Sind Sie mit diesem Buch und seinen Inhalten zufrieden? Wir freuen uns auf Ihre Rückmeldung. Und wir freuen uns, wenn Sie diesen Titel weiterempfehlen, in Ihrem Freundeskreis oder bei Ihrem Online-Kauf.

Sollten wir Ihre Erwartungen so gar nicht erfüllt haben, tauschen wir Ihnen Ihr Buch jederzeit gegen ein gleichwertiges zum gleichen oder ähnlichen Thema um.

KONTAKT ZUM LESERSERVICE

GRÄFE UND UNZER VERLAG
Grillparzerstraße 12
81675 München
www.gu.de

Impressum

G|U

GU ist eine eingetragene Marke der GRÄFE UND UNZER VERLAG GmbH, www.gu.de

ISBN 978-3-8338-9574-6
3. Auflage 2025

Projektleitung: Stella Schossow
Lektorat: Ulrike Geist
Bildredaktion: Simone Hoffmann
Umschlaggestaltung: ki36 Editorial Design, München, Sabine Skrobek
Layout: ki36 Editorial Design, München, Bettina Stickel
Herstellung: Petra Roth
Satz: griesbeckdesign, Dorothee Griesbeck, München
Reproduktion: Medienprinzen GmbH, München
Druck und Bindung: Firmengruppe APPL, aprinta druck, Wemding

Umwelthinweis:
Nachhaltigkeit ist uns sehr wichtig. Der Rohstoff Papier ist in der Buchproduktion hierfür von entscheidender Bedeutung. Daher ist dieses Buch auf PEFC-zertifiziertem Papier gedruckt. PEFC garantiert, dass ökologische, soziale und ökonomische Aspekte in der Verarbeitungskette unabhängig überwacht werden und lückenlos nachvollziehbar sind.

Bildnachweis:
Cover- und Fotoproduktion: GU/Manuel Ringlstetter
Styling: Susa Lichtenstein
Haare und Make-up: Corina Friedrich
Adobe Stock: S. 2_1 (Wh.), 20, 26, 28; Getty Images: S. 6, 8; I.C. Rapoport/Getty Images: S. 11; GU-Archiv/Deutscher Infografikdienst: S. 25; The noun project: S. 10;
Herzlichen Dank an www.lululemon.de

Syndication: Bildagentur Image Professionals GmbH, Tumblingerstr. 32, 80337 München www.imageprofessionals.com